Bhavin Dhanavade

Eficácia da Mahanimba Moola Ghanavati na dor e na inflamação em ratos

Bhavin Dhanavade

Eficácia da Mahanimba Moola Ghanavati na dor e na inflamação em ratos

ScienciaScripts

Imprint

Cover image: www.ingimage.com

This book is a translation from the original published under ISBN 978-620-2-05625-0.

Publisher:
Sciencia Scripts
is a trademark of
Dodo Books Indian Ocean Ltd. and OmniScriptum S.R.L publishing group

120 High Road, East Finchley, London, N2 9ED, United Kingdom
Str. Armeneasca 28/1, office 1, Chisinau MD-2012, Republic of Moldova, Europe
Printed at: see last page
ISBN: 978-620-7-93616-8

Índice:

TÍTULO

EFICÁCIA DA MAHANIMBA (Melia azedarach Linn.) MOOLA GHANAVATI PARA AVALIAÇÃO DA ACTIVIDADE ANALGÉSICA E ANTI INFLAMATÓRIA EM RATOS ALBINOS

AUTOR :
Dr. Bhavin Vilas Dhanavade
M.D Ayurveda
Departamento de DravyagunaVijnan
Instituto Parul de Ayurvaeda,Limda
Universidade de Ayurveda de Gujarat, I.P.G.T& R.A (Jamnagar)
Contacto: 9033288715(Índia)
Endereço de correio eletrónico: bhavin2490@gmail.com
fec1e655f3d8cc76880e5aad4101d005-registry key

INTRODUÇÃO

I) INTRODUÇÃO

A Ayurveda dispõe de muitos meios únicos para manter a saúde e curar a doença, como as preparações herbo-minerais, a terapia Panchkarma, a terapia Rasayana, etc. Para compreender todos estes domínios, é necessário ter um conhecimento completo dos princípios fundamentais da Ayurveda. Os nossos textos da Ayurveda dividiram as matérias em 8 partes, ou seja, Ashtangas. Todos os aspectos de Ashtangas estão relacionados com Dravyaguna Vijnana. Sem o conhecimento do Dravyaguna, nenhum anga (parte) dos Ashtangas será uma matéria completa.
A própria definição de Ayurveda reflecte a importância do Dravyaguna como um todo, que foi descrito por Acharya Charak, segundo o qual a Ayurveda dá o conhecimento de Ayushya, Anayushya, Dravya, Guna e Karma.

यतश्च आयुश्याणि अनायुश्याणि च द्रव्यगुणकर्माणि वेदयति अतो अपि आयुर्वेदः। (च.सु ३०/२३)

Dravyaguna significa o shastra que trata dos vários medicamentos e das suas propriedades, acções e utilizações terapêuticas. A utilização de medicamentos é tão antiga como a civilização humana; o Shastra relacionado com os medicamentos é muito antigo. Muitas plantas medicinais foram descritas no Rig-Veda, que se crê ser o Veda mais antigo da Índia. A descrição elaborada de centenas de medicamentos também foi descrita no Atharva Veda. Acredita-se que o Atharva Veda seja o quarto Veda da Índia. Acredita-se que o nosso Ayurveda Shastra é o Upaveda do Atharva Veda. O Ayurveda não é apenas a ciência da medicina, mas é uma ciência holística que abrange todos os aspectos relacionados com o Ayu do indivíduo.
Acharya Charak mencionou que cada partícula do universo pode ser usada como um medicamento com Yukti Pramana. Assim, todo e qualquer medicamento neste universo pode ser utilizado para várias doenças. Algumas drogas parecem ser muito vulgares, mas os seus efeitos têm sido vistos como extraordinários. A Mahanimba *(Melia azedarach* Linn.*)* é uma delas. É comum em muitas regiões da Índia, mas tem uma eficácia terapêutica tremenda.
A utilidade terapêutica da Mahanimba foi introduzida pela primeira vez no Gada Nigraha. Muitos Nighantukaras esclareceram a sua utilidade terapêutica em Bhrama, Chardi, Kushtha, Prameha, Shwasa, Gulma, Arsha, Mushika Visha, Visham Jwara. Mas a sua utilidade em Gridhrasi foi claramente mencionada em Gada Nigraha, Bhavprakash Samhita, Sharangdhar Samhita e Vangasen Nidana. O Gada Nigraha refere que a Moola de Mahanimba é muito útil no tratamento do Gridhrasi.

बृहत् निम्ब तरोः मूलम् वारिणाम् परिपेशितम् ।

तत् पीतम् नाशयेत् शीघ्रमसाध्यामपि गृध्रसीम् ।। (ग.नि १९/१९६)

Embora este tipo de referências sobre a sua utilidade terapêutica esteja disponível nos clássicos, apenas alguns trabalhos de investigação foram efectuados até agora sobre Mahanimba. Mas a Moola de Mahanimba, que foi particularmente mencionada em Gridhrasi em Gada Nigraha, precisa de ser explorada experimentalmente. Sendo um estudioso de Dravyaguna, é um dever do departamento de Dravyaguna esclarecer e avaliar as propriedades medicinais de uma droga como a Mahanimba. É por isso que a Mahanimba foi selecionada para este estudo.
De acordo com os textos modernos, Gridhrasi é conhecido como ciática. A dor e a inflamação são os principais sintomas e sinais observados na ciática, respetivamente. A dor começa na região lombar e irradia ao longo dos aspectos laterais posteriores das coxas e das pernas. Neste estado, o doente sente dificuldade em andar e também tem alterações na marcha, como o Gridhra (abutre). Por isso, é designada por Gridhrasi (ciática). A ciência médica moderna tem fontes limitadas de tratamento, tais como medicamentos analgésicos, fisioterapia e, por último, cirurgia. Os analgésicos e os AINEs são geralmente utilizados como terapia adjuvante para aliviar os sintomas; no entanto, a utilização de analgésicos e de AINEs está associada a um vasto espetro de efeitos secundários. A cirurgia não pretende ser a solução definitiva, uma vez que existe um problema comum de recidivas. A cirurgia tem também muitas complicações e é frequentemente contra-indicada, para além de ser muito dispendiosa. As pessoas estão a deixar de tomar medicamentos alopáticos sintomáticos e as suas reacções secundárias. Por isso, chegou a altura de empreender seriamente algumas investigações produtivas

neste tipo de doença, em que a Ayurveda pode oferecer uma ajuda melhor do que qualquer outro sistema médico. Aqui foi feito um esforço humilde para utilizar a Mahanimba (*Melia azedarach* Linn.) Moola ghanavati para avaliar a atividade analgésica e anti-inflamatória em ratos albinos.

> OBJECTIVOS E FINALIDADES DO ESTUDO :

- ❖ Estudar o medicamento do ponto de vista farmacognóstico.
- ❖ Estudar o medicamento analiticamente.
- ❖ Estudar o medicamento do ponto de vista farmacológico.

II) PLANO DE UM ESTUDO COMPLETO:

Todo o estudo foi efectuado nas seguintes etapas,

1. Revisão de medicamentos
2. Estudo Farmacognóstico
3. Estudo analítico
4. Estudo farmacológico
5. Discussão
6. Resumo e conclusão

1) Análise de medicamentos

Nesta secção, foi feita uma pesquisa genuína que abrangeu todos os aspectos da literatura ayurvédica e da literatura moderna relacionadas com a planta Mahanimba (*Melia azedarach* Linn.). Foi apresentada uma revisão abrangente sobre a Mahanimba *(Melia azedarach* Linn.*)*, tal como descrito nos textos clássicos ayurvédicos e nas referências dos textos modernos. Inclui-se o aspeto histórico, a revisão de trabalhos anteriores, a classificação, os nomes vernáculos, os sinónimos e a sua interpretação, rasapanchaka, os usos terapêuticos, as preparações e a constituição panchabhautik. Além disso, o cultivo, a recolha e o armazenamento da droga Mahanimba e a controvérsia relativa à Mahanimba foram compilados e explicados, tanto quanto possível, nesta parte do estudo.

2) Estudo Farmacognóstico

O estudo farmacognóstico de Mahanimba (*Melia azedarach* Linn.) Moola foi efectuado em 2 partes.

a) Estudo Macroscópico
b) Estudo Microscópico

3) Estudo analítico

O estudo analítico foi efectuado para Mahanimba (*Melia azedarach* Linn.) Moola Ghanavati, que foi o medicamento de teste, e Parijata (*Nyctanthes arbortristis* Linn.) Patra Ghanavati, que foi o medicamento de referência padrão. Este estudo analítico foi efectuado em 5 partes.

a) Estudo organolético
b) Estudo físico-químico
c) Estudo de testes de qualidade
d) Estudo TLC
e) Estudo do espetrómetro UV

4) Estudo farmacológico

A razão de ser é avaliar a eficácia do medicamento em modelos animais experimentais adequados antes de estabelecer a sua eficácia nos seres humanos. Neste sentido, foi feito um ensaio para demonstrar e avaliar a atividade analgésica e anti-inflamatória de Mahanimba Moola Ghanavati e Parijata Patra Ghanavati de acordo com os modelos experimentais disponíveis. Este estudo foi iniciado após a obtenção da aprovação do AEC (Comité de Ética Animal).

5) Discussão

Nesta parte do estudo, foram discutidos criticamente os tópicos mais importantes das quatro secções, nomeadamente a revisão do medicamento, o estudo farmacognóstico, o estudo analítico e o estudo farmacológico.

6) Resumo e conclusão

O resumo do trabalho representa a informação resumida sobre os estudos globais efectuados. Na parte da conclusão, é feito um esforço para avaliar o presente trabalho e as suas realizações e conclusões retiradas do presente estudo.

Capítulo 1

REVISÃO DE MEDICAMENTOS

Revisão histórica:

(A) **VEDIC KALA:**

No prachin kala, a palavra mahanimba era referida como "ARALU". No madhyam kala era referida como "BAKAYAN", depois disso a palavra "ARALU" tornou-se sinónimo de shyonak.
De chira kala bakayan palavra utilizada em Árabe e França. Na Índia, foi utilizada pela primeira vez por um hakim muçulmano. Em farasi, a Mahanimba é designada por AJAD DARAKHTA. Em hindi, a Mahanimba é designada por DHREK, DHREKI, DHREKA.

(B) **SAMHITA KALA:**

1. CHARAK SAMHITA:(3000-2000 a.C. - P.V Sharma)

Charak Samhita, a antiga literatura sobre a ciência indiana, trata especialmente da ciência clínica. No Charak Samhita, encontram-se cerca de 6 referências ao medicamento Mahanimba.

i. Cha.vi 8/144 : Kashaya Skandha.

ii. Cha.chi 7/158 : Nimbadi Kwatha.

iii. Cha.chi 7/135 : Nimbadi Ghrita.

iv. Cha.chi3/201 : Nimbadi Kashaya.

v. Cha.sha 8/37 : Nimbadi Kalka.

vi. Cha.chi 16/64 : Nimbarasa Madhu yoga

2. SUSRUTA SAMHITA: (200 d.C. -Sharma p.v)

i. Su. su.38/22 : Em Pipaliyadigana.

ii. Su. chi 10/9 : Em Kushtha Chikitsa Avaleha vidhan

iii. Su. U 39/227 : Em Patolyadi Ghrita.

3. ASTANG HRIDAYA (7 d.C.) Comentador - Arundatta - Sarvanga sundara (13 d.C.) (P.V.SHARMA)

i. A.H.SU 15/17 - Está incluído no Araghvadadhi Gana.

4. BHELA SAMHITA : (P.V.SHARMA)

i. Bh.S.Su 4/12- Juntamente com outras árvores, é indicada em kushtha.

(C) **NIGHANTU KALA: (P.V.SHARMA)**

1. DHANVANTARI NIGHANTU : (10-13 AD)

É um dos mais antigos nighantu. A Mahanimba é mencionada no dhanvantari nighantu.

2. BHAVPRAKASH NIGHANTU:(16 AD)

É também conhecida como Haritakiyadi Nighantu. Incluiu o medicamento no Guduchyadi varga.

> REVISÃO DOS TRABALHOS DE INVESTIGAÇÃO ANTERIORES SOBRE A MAHANIMBA

1) Keerthi S Pillai (2009) - Avaliação farmacognóstica comparativa das sementes de Azadiracta Indica A.Juss (Nimba) e Melia azedarach (Mahanimba), M.Pharma, IPGT & RA, GAU. Jamnagar.
2) Dr.Gayatri Nahak, Dr.R K Sahu (2010)-) Atividade Antioxidante em Casca e Raízes de Neem (Azadirachta indica) e Mahanimba (Melia azedarach) (Continental J. Pharmaceutical Sciences 01/2010; 4:28-34.)
3) S. Vijaya Kumar, Dhirendra B. Sanghai, C. Mallikarjuna Rao, C.S. Shreedhara (2012) - Padronização histológica e físico-química da casca de Melia azedarach Linn. (Asian pacific journal of tropical biomedicine, janeiro de 2012, Páginas S284-S289)
4) Sharma Deepika, Paul Yash (2013) - Perfil preliminar e farmacológico de Melia azedarach L.: uma visão geral. Jornal de Ciências Farmacêuticas Aplicadas. 2013 Dec; 3(12): 133-138.

5) Sabira sultana, Hafiz Muhammad Asif, Naveed Akhtar, Muhammad Waqar, Saif ur Rehman (2014)- Revisão exaustiva sobre os usos etanobotânicos, fitoquímica e propriedades farmacológicas de Melia azedarach Linn.(AJPRHC)

> **SINONÍMIA DE MAHANIMBA : (Bh. Ni)**

- Dreka
- Ramyak
- Vishamushtika
- Keshamushti
- Nimbaka
- Karmuka
- Jeeva

> **CLASSIFICAÇÃO TAXONÓMICA :**

Reino : Plantae
Encomenda : Sapindales
Família : Maliaceae
Género : Melia
Espécie : *Melia azedarach*
Nome botânico : *Melia azedarach* Linn.

> **NOMES VERNÁCULOS : (A.P.I)**

Sânscrito : Ramyaka, Dreka
Assamês : Khammaga
Bengali : Ghoranim
Inglês : Lilás persa, A árvore de contas
Gujrati : Guzerate : Bakan Limado, Bakai Nimbu Hindi : Bakain, Drek Kannada : Kadu bevu
Malayalam : Malaveppu Marathi : Bakana Nimb Nepal : Bakainu
Punjabi : Dharek, Bakain, Drek Tamil : Malaivembu
Telugu : Turakavepa
Urdu : Neem

> **RASA PANCHAK:**

O Rasa panchak de mahanimba que é mencionado em vários textos é o que se segue.

1.1

Sr. Não	Nome do texto	Rasa	Guna	Virya	Vipaka	Prabhava
1	M.Ni	-	-	Shita	-	-
2	Bh.Ni	Katu	Laghu, Ruksha	Shita	T ikta,katu,kasaya	-
3	Raj.Ni	Katu,tikta	-	Shita	-	-

4	Sha.Ni	Katu,tikta	-	Shita	-	-
5	P.V.Sharma	Katu	Ruksha, Laghu	Ushna (Ishat)	Katu,Tikta,Kashaya	Arshoghna

> **COMPOSIÇÃO PANCHABHUTIK:**

De acordo com o seu rasa panchak, a mahanimba tem a seguinte composição pancha bhautik: Tabela - 1.2

Rasa panchak	Composição de Panchbhautik
1. RASA Katu Tikta	Agni + vayu Vayu + Akash
2. GUNA Laghu Ruksh	Vayu + Agni + Akash Vayu + Agni
3. VIRYA Shita	Jala
4. VIPAKA Katu	Agni + vayu

> **KARMA :**

O karma da mahanimba pode ser inferido após a administração do fármaco e são tabelados de acordo com a opinião de vários textos: Quadro - 1.3

Sr	KARMA	P.V.SHARMA	DH.NI	M.NI	BH.NI	RJ.NI	API
1.	Vedanasthapan	+			+		+
2.	Anuloman	+	+				
3.	Vranaropan	+		+		+	+

4.	Vranashodhan	+					
5.	Krimighna	+	+		+		
6.	Rakta shodhak	+				+	+
7.	Arshoghna	+			+		+
8.	Kushthaghna	+	+				+
9.	Jwaraghna	+		+			+
10.	Kaphaghna	+			+		
11.	Jantughna	+	+				

> **ROGAGHNATA:**

Mahanimba é um medicamento maravilhoso, eficaz em muitas doenças. O Rogaghnata deste medicamento, mencionado por vários acharyas, é apresentado no quadro seguinte: Quadro - 1.4

Sr.	Rogaghnata	Dh.Ni	Bh.Ni	M.Ni	Raj.Ni	p.v.sharma	API
1.	Shirashoola		+			+	
2.	Ganda mala		+			+	

3.	Kushtha	+		+		+	+
4.	Kasa				+	+	
5.	Swasa					+	+
6.	Kastaartav		+				
7.	Prameha					+	+
8.	Arsha	+	+			+	+
9.	Gridhrasi		+			+	
10.	Khalitya	+	+	+			+
11.	Jirnajawar		+		+		
12.	Agnimandiya		+			+	
13.	Daurbaliya		+				
14.	Ghrahi		+				

15.	Balya		+				

> **DE ACORDO COM A FARMACOPEIA AYURVÉDICA DA ÍNDIA (A.P.I) :**

Arsha, Bhrama, Chardi, Gulma, Kushtha, Prameha, Swasa, Hrillasa, Mushika Visha, Vishuchika, Vishamajvara.

> **HABITAT:**

1. De acordo com p.v.sharma : Em himachal Pradesh - Encontrado a 2000 a 3000 pés de altura .

   Também se encontra no Baluchistão, na China e no Irão.
2. De acordo com Bhavprakash Nighantu: Na Índia - Encontrada em Uttar pradesh , Bihar, Karnatak , Gujarat.

> **Distribuição**

A Melia azedarach Linn é nativa da Ásia tropical. Está amplamente distribuída na Índia, Paquistão, Indonésia, Sudeste Asiático e Austrália. Naturalizou-se nas Filipinas, Estados Unidos da América, Brasil, Argentina e em muitos países africanos e árabes.

> **Controvérsia sobre Mahanimba (Bh. Ni) :**

Algumas pessoas do Punjab acreditam que *Ailanthus excelsa* Roxb. é Mahanimba, que é Aralu. Algumas pessoas acreditam que *Melia azedarach* Linn. é Mahanimba, que é Bakayan Neem. Em Nighantus, a palavra "Dreka" foi utilizada como sinónimo de Mahanimba e a palavra Dreka é utilizada em Punjab para Bakayan Neem. Assim, aqui, tomámos Mahanimba como Bakayan *(Melia azedarach* Linn.)

> **Família da droga :**

1. FAMÍLIA:

Meliaceae.

> **Caracteres principais :**

1. HÁBITO :

De acordo com p.v.sharma :

- Estas árvores são de tipo médio. 30-40 pés de altura.

De acordo com Bhavprakash Nighantu :

- Estas árvores são de tipo médio. 60-70 pés de altura.

2. FOLHAS:

De acordo com p.v.sharma :

- 2-3 pés de comprimento. Estas são alternadas, compostas .

De acordo com Bhavprakash Nighantu :

- 2 pés de comprimento. De natureza tripla, alternada e composta.

3. FOLHAS:

De acordo com p.v.sharma :

- 1/2 polegada de comprimento, 1/6 polegada de largura. Forma oval.

De acordo com Bhavprakashnighantu :

- 3-5 polegadas de comprimento, 2-3 polegadas de largura. Forma lanceolada.

4. FLOR:

De acordo com p.v.sharma :

- Trata-se de nilavarna, com 1/4 de polegada de comprimento, pukesar nalika de cor púrpura. Tem um cheiro aromático.

De acordo com Bhavprakash Nighantu :

- Internamente é de cor esbranquiçada e no centro a pukesar nalika é de cor púrpura.

De acordo com Bhavprakash sahmita :

- As flores são de cor amarelada.

5. **FRUTAS:**

De acordo com p.v.sharma :

- Diâmetro de 1/2 a 3/4 de polegada, Nimba falavat, encontrado em grupos, em estado seco de cor verde e em estado húmido de cor amarela.

De acordo com BhavprakashNighantu :

- 1 polegada de diâmetro.

De acordo com o Bhavprakash samhita :

- Na parte central encontra-se a semente. Tem uma haste longa e macia.

6. **SEMENTES:**

De acordo com Bhavprakashnighantu :

- No fruto, existem 4 sementes e cada semente tem um orifício central.

7. **BARK:**

De acordo com o Bhavprakash samhita :

- Não tem cheiro, mas tem um sabor amargo. Externa e internamente tem uma cor amarelada. Em estado húmido, é de natureza pegajosa.

> COMPOSIÇÃO QUÍMICA:

De acordo com p.v.sharma.

1. casca do caule:
   - Principalmente glucose e taninos.
2. frutos:
   - Externamente - Bakain in Substain.
   - Internamente - Morgacina , tanino, glucose, amido.
3. Sementes:
   - 40% de óleo presente.

De acordo com Bhavprakash nighantu.

1. Casca:
   - Tanino e glucose.
   - O ácido ailântico é o principal ingrediente desta planta, de sabor amargo e cor avermelhada, dissolvendo-se facilmente em água.

> ACTIVIDADES FARMACOLÓGICAS :

Antiplasmodial, antioxidante, anticancerígeno, antiviral, antibacteriano, imunomodulador, actividades toxicológicas como alérgica, citogénica, genotóxica.

> ÉPOCA DE FLORAÇÃO E FRUTIFICAÇÃO: (P.V.SHARMA)

- Época das flores - maio e junho
- Época dos frutos - No inverno.
- Queda das folhas - Entre dezembro e abril

> PARTE UTILIZADA: (P.V.SHARMA)

- Raízes
- Casca
- Frutos

> DOSES: (P.V.SHARMA)

- Churna - 5 a 10 gm
- Kwath - 50 a 100 ml

> ADULTRAÇÃO :

A Mahanimba (*Melia azedarach* Linn.) é vulgarmente vista e está disponível em muitas regiões. Por isso, não há necessidade de adicionar substitutos ou adulterar qualquer coisa com Mahanimba.

> **FORMULAÇÕES E PREPARAÇÕES (A.P.I) :**

- Arshoghni vati
- Brihat Manjisthadi Kwath Churna
- Cauda de Mahavishgarbh.

> **UTILIZAÇÕES ETNOBOTÂNICAS DA MAHANIMBA.** (www.ajprhc.in)

A goma exsudada obtida do tronco *de Melia azedarach* Linn. é considerada útil no aumento do baço, o extrato de madeira é administrado na asma. A decocção da casca é prescrita na febre paroxística para aliviar a sede, náuseas, vómitos e debilidade geral, e perda de apetite e doenças de pele.

A cataplasma das folhas é aplicada para aliviar a dor de cabeça nervosa e para curar a erupção no couro cabeludo. O sumo das folhas actua como anti-helmíntico, diurético, emmenagouge, expetorante, vermífugo e a sua decocção é adstringente, estomacal, usada na histeria, lepra, escrófula. As flores têm propriedades adstringentes, anódinas, refrigerantes, emenagogas, diuréticas, resolventes, desobsturantes.

Os frutos são considerados anti-helmínticos, diuréticos, emolientes e purgativos, sendo também prescritos internamente em casos de indigestão, cólicas e catarro intestinal.

As sementes são consideradas anti-helmínticas, expectorantes, afrodisíacas e são úteis na febre tifoide, helmintíase, dores na região pélvica e escrófula, sendo também prescritas no reumatismo. O óleo das sementes é utilizado em doenças de pele.

As raízes são adstringentes, emenagogas, anódinas, febrífugas, expectorantes e obstipantes. São úteis na ciática, lumbago, hemorróidas, tosse, asma, úlceras, feridas, diabetes, febre intermitente, dores no útero após o parto, amenorreia e leucoderma.

Capítulo 2

ESTUDO FARMACOGNÓSTICO

INTRODUÇÃO

Desde o Vedic Kala e o Samhita Kala, os Acharyas têm dado importância à identificação correcta da droga antes da sua utilização. Raja Nighantukar apresentou 7 métodos de identificação da droga, segundo os quais as drogas podem ser identificadas por Rudhi, Swabhava, Desha, Lanchhana, Upama, Virya e Atidesha (Ra . Ni 1/13).

Mas, mais tarde, à medida que o número de drogas foi aumentando de dia para dia e os Nighantus, que são uma miscelânea de sinónimos, a origem exacta das drogas tornou-se controversa. Além disso, hoje em dia, na era da globalização, a recolha de drogas em bruto é feita por pessoas não qualificadas, o que suscita dúvidas quanto à genuinidade da droga e a possíveis adulterações. Devido à indisponibilidade de medicamentos genuínos em quantidade suficiente, a adulteração está a aumentar de dia para dia. Nestes casos, devem ser feitos esforços para uma identificação sistemática através de métodos farmacognósticos.

O termo Farmacognosia deriva de duas palavras gregas. Pharmacon" significa drogas e Gignosco ou Gnosis significa adquirir conhecimentos. A abordagem original e básica da farmacognosia inclui o estudo do sistema morfológico, o estudo das estruturas celulares, a organização e o estudo do sistema de tecidos, que continua a ser fundamental para a identificação e melhor compreensão das espécies apropriadas da planta e também nos ajuda a diferenciar espécies estreitamente relacionadas do mesmo género. É o primeiro passo para padronizar um medicamento, que é a principal necessidade da era atual.

Uma família com cerca de 50 géneros e cerca de 1400 espécies, Meliaceae é exclusivamente uma família das regiões tropicais do mundo. Cerca de 20 géneros e mais de 75 espécies de Meliaceae estão registados na Índia. As espécies indianas comuns incluem *Azadirachta indica, Melia azedarach e Toona ciliate*, enquanto Swietenia é uma espécie produtora de madeira da América tropical. Xylocarpus é um género de mangue de Meliaceae.

A Melia azedarach Linn. é uma árvore de grande porte. **Caule**: lenhoso, ereto, ramificado, sólido. **Folha**: alternada, exstipulada, composta, bipinada e imparipinada; base da folha pulvinada; pinada ovada a lanceolada; serrilhada, reticulada unicostada. Inflorescência : Cima de panícula axilar. **Flor**: bracteada, pedicelada, completa, actinomorfa, hermafrodita, pentâmera, hipógina; contém um disco nectarífero abaixo do ovário. **Cálice**: 5 sépalas, fundidas, valvadas. **Corola**: 5 pétalas, livres, imbricadas. **Androceu**: 10 estames, monadelfos; os filamentos formam um estaminatubo com elos dez dentes, sinapéxicos; ditiocóricos, basifixos, introrsos. **Gineceu** : 5-8 ou muitos carpelos, sincarpados, superiores, 5 a 8 ou muitos - loculados, 1 ou 2 óvulos em cada loculo, placentação axilar; estigma lobado ou capitata; um disco nectarífero está presente abaixo do ovário. **Fruto** : drupa.

O presente estudo farmacognóstico foi realizado com o objetivo de estabelecer determinados padrões botânicos para a identificação e padronização da raiz de *Melia azedarach* Linn.

OBJECTIVOS DO ESTUDO

1. Avaliar a raiz e o pó de *Melia azedarach linn* quanto aos seus caracteres organolépticos.
2. Estudar as características morfológicas da raiz da droga.
3. Estudar os caracteres microscópicos da raiz da droga.
4. Estudar a microscopia em pó do medicamento.
5. Diagnosticar vários microelementos através de testes histoquímicos.

MATERIAIS E MÉTODOS

[A] Materiais:

A raiz e o pó de Mahanimba *(Melia azedarach* Linn.*)* foram utilizados para este estudo. As fotomicrografias foram tiradas com a câmara digital Canon ligada ao microscópio Zeiss e os caracteres do pó foram desenhados com a câmara lúcida com a ajuda do departamento de Farmacognosia do Instituto de Farmácia de Parul.

[B] Recolha da amostra:

A raiz da droga foi recolhida no mês de maio de 2015 na zona florestal de Vadodara, Gujarat. A autenticidade desta amostra foi confirmada pela comparação dos seus caracteres com várias floras e por botânicos e especialistas da Universidade M.S, Vadodara.

[C] Preservação da amostra:

A raiz de Mahanimba foi devidamente lavada e depois cortada transversal e longitudinalmente em pequenos pedaços e conservada numa solução feita com a seguinte formulação

1. Água destilada-90%
2. Formaldeído-05%
3. Ácido acético glacial-05%

Após a secagem da raiz, o pó também foi preparado para estudos posteriores.

[D] Estudo farmacognóstico:

1. Estudo organolético:

A raiz e o seu pó foram avaliados separadamente por caracteres organolépticos como o sabor, o odor, a cor e o tato.

2. Estudo Macroscópico:

Os caracteres macroscópicos da raiz foram estudados sistematicamente como mencionado no livro de texto padrão de Botânica e Farmacognosia.

3. Estudo Microscópico:

(i) Casca do caule :

Foi feita uma secção transversal da raiz e a fotomicrografia foi efectuada após a montagem e coloração adequadas.

(ii) Microscopia de pó :

O pó do medicamento foi estudado microscopicamente e os caracteres microscópicos do pó foram desenhados com Camera Lucida.

4. Teste histoquímico:

Foram efectuados alguns testes histoquímicos para detetar amido, tanino, óleo, lenhina e cristais.

Capítulo 3

OBSERVAÇÃO E RESULTADOS

MORFOLOGIA DAS RAÍZES

Externamente, a raiz é dura, de cor castanha escura. Internamente é amarelo-creme, com algumas zonas de cor castanha escura. Externamente com fissuras longitudinais, internamente com fibras. Os pedaços cortados medem cerca de 8 a 10 cm de comprimento.

SECÇÃO TRANSVERSAL DA RAIZ

A secção diagramática mostrou que o córtex externo da cortiça, o floema, a região central do stealer com raios medulares multiseriados.

A secção transversal de pormenor mostra que a cortiça é constituída por 15-20 camadas de células suberizadas, tendencialmente alongadas, dispostas de forma compacta e com teor de tanino. Algumas das células estão cheias de glóbulos de óleo e rosetas de cristais de oxalato de cálcio.

Córtex algo reduzido constituído por células de parênquima, fortemente carregado por glóbulos de óleo, 1 cristal de oxalato de cálcio em forma de roseta e conteúdo acastanhado em todo o córtex. Fibras pericíclicas isoladas de 6 a 8 células distribuídas circularmente no córtex. Raramente estão presentes células pétreas isoladas.

O feixe vascular ocupa a maior parte da raiz. O floema situa-se acima do xilema e é constituído por elementos de peneira e fibras de floema. Os vasos do xilema, dispostos radialmente, são constituídos principalmente por vasos do tipo "border pitted". O xilema é constituído por traquitos do parênquima do xilema e pelas suas fibras. Alguns dos vasos do xilema estão cheios de tanino (Tilose).

Os raios medulares são multisserrilhados, partindo do centro até às camadas interiores da zona do córtex; os grãos de amido simples e compostos e os glóbulos de óleo encontram-se em todos os raios medulares.

MICROSCOPIA DE PÓ

Os caracteres organolépticos do pó da raiz mostraram que possui uma cor castanha cremosa, um sabor amargo com um odor caraterístico e um toque áspero.

Os caracteres de diagnóstico do pó da raiz mostraram que o teor de tanino, as fibras cortadas através de raios medulares, fibras simples; fragmento de vasos perfurados na borda, cortiça em vista superficial, grãos de amido simples e compostos, glóbulos de óleo, cristal prismático sob roseta de oxalato de cálcio e células de pedra perfuradas.

AVALIAÇÃO HISTOQUÍMICA

SR. NÃO	REAGENTE	OBSERVAÇÃO	CARACTERÍSTICAS	OBSERVAÇÕES
01	Iodo	Azul	Grão de amido	Presente
02	Cloroglucinol+Conc. HCl	Vermelho	Células lignificadas	Presente
03	$Fecl_3$ solução	Azul escuro a preto	Células de tanino	Presente
04	Cloroglucinol+Conc. HCl	Dissolvido	Cristais de oxalato de cálcio	Presente

CONCLUSÃO

Os caracteres da raiz de *Melia azedarach* Linn. são muito específicos: a presença de conteúdo castanho-escuro na região da cortiça e de cristais de oxalato de cálcio em roseta e a formação de tiloses estão presentes na raiz de Mahanimba. Isto pode ser tomado como referência para quaisquer outros trabalhos de investigação.

Prato - 1

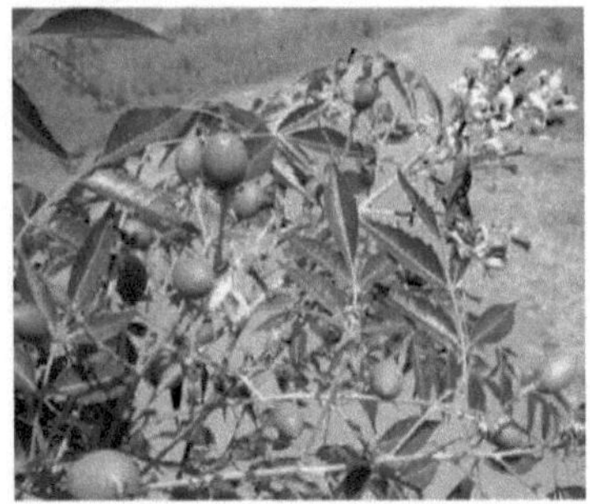

(A) Hábito natural da Mahanimba

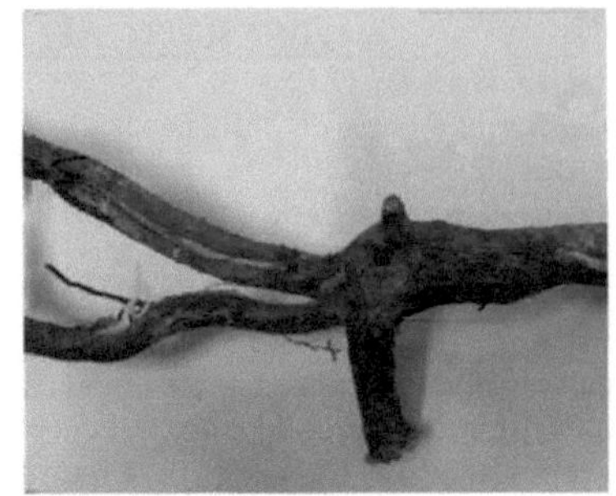

(B) Morfologia da raiz

Placa - 2

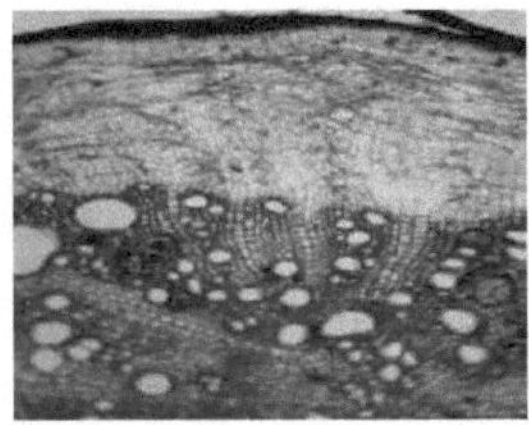

1) Cortiça, Córtex e Região Estelar

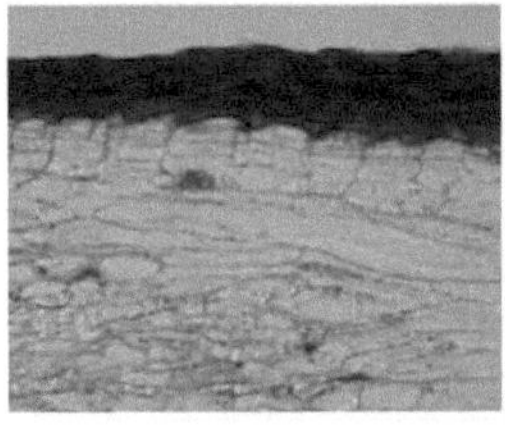

2) Cortiça com cristais de roseta com teor de tanino

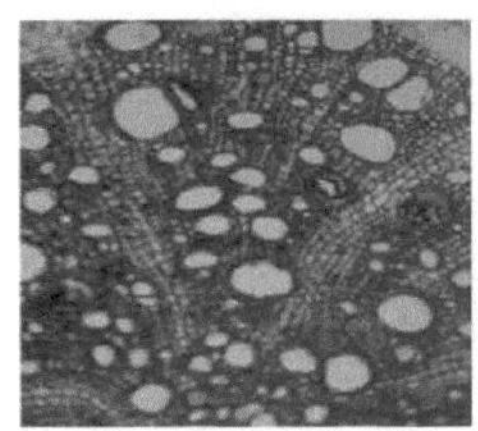

3) Região Stelar

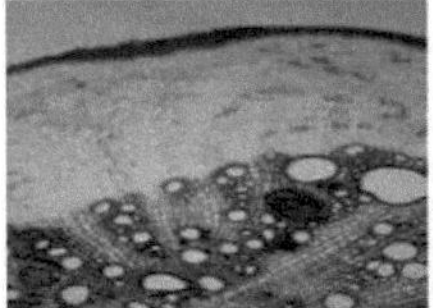

4) Floema, Xilema e Raios Medulares

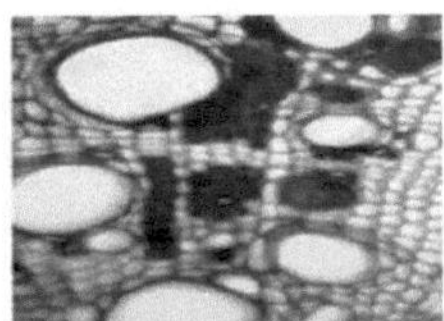

5) Fibras do Xilema e do Parênquima do Xilema

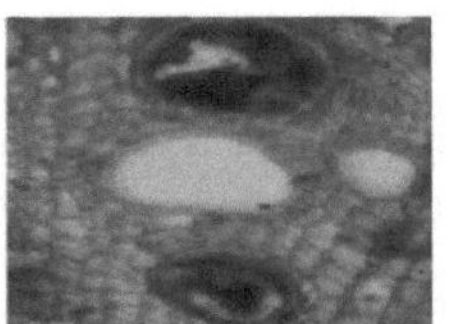

6) Tilose

Prato - 3

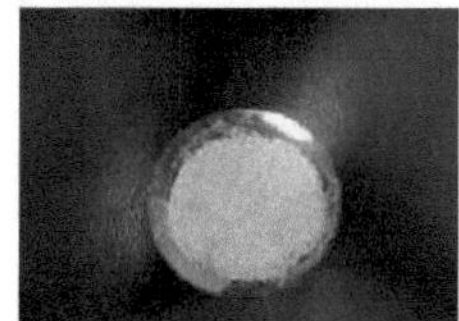
1) Pó de raiz de Mahanimba

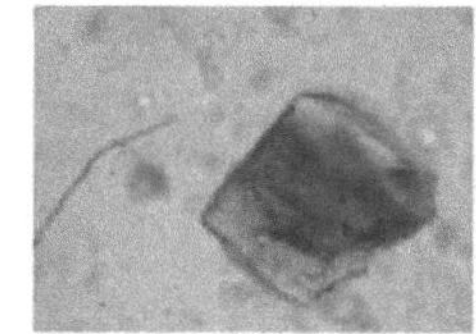
2) Teor de taninos

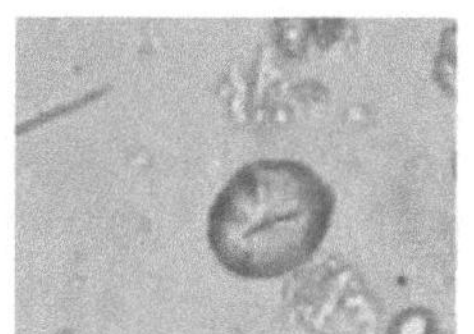
3) Hilo do grão de amido simples

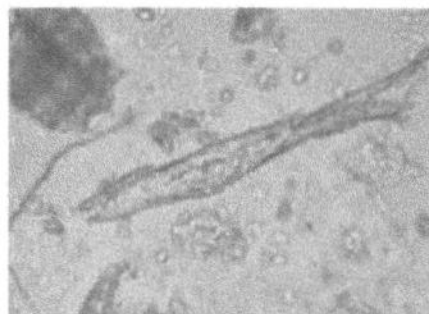
4) Fibras simples

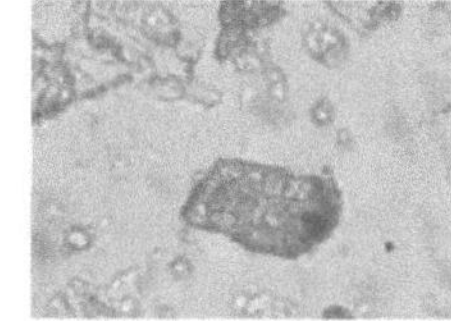
5) Células pétreas sem caroço

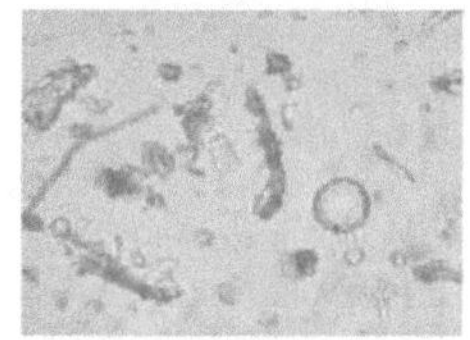
6) Glóbulos de óleo

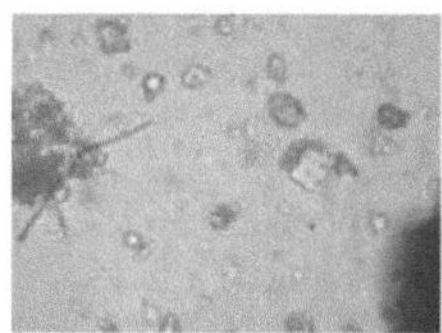
7) Cristais prismáticos

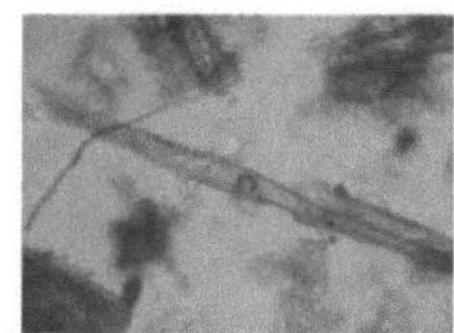
8) Fibras lignificadas

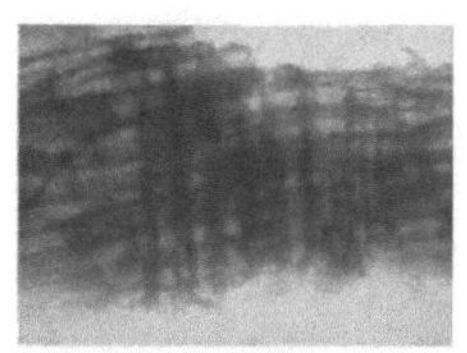
9) As fibras passam através dos raios medulares

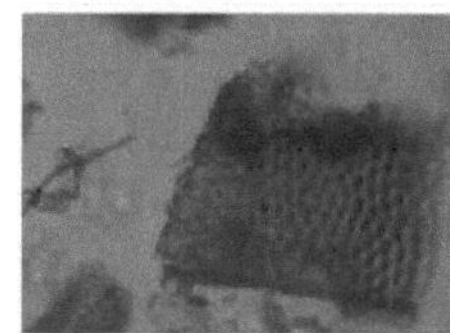
10) Fragmento de fronteira

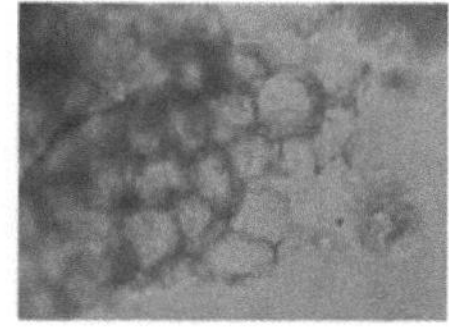
11) Cortiça em vista de superfície

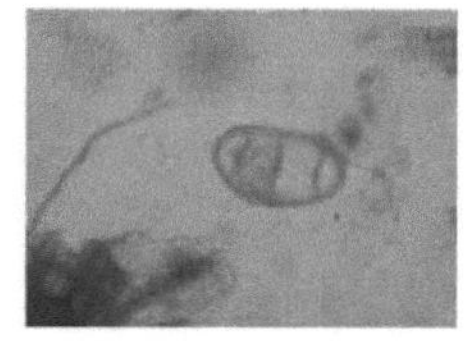
12) Vasos com caroço em grãos de amido composto

Capítulo 4

ESTUDO ANALÍTICO

INTRODUÇÃO

O sistema de medicina ayurvédica é o sistema de medicina mais antigo da Índia desde o período védico. Embora a Ayurveda tenha sofrido muitas alterações no decurso da sua longa história, continua a ser a principal fonte de assistência médica para uma grande parte da população da nação. Na era atual, o Vaidya tem de depender das agências de medicamentos recentemente desenvolvidas, que recolhem e fornecem os medicamentos em bruto e produzem medicamentos em massa, sendo todas estas empresas farmacêuticas geridas à escala comercial. (The API, 2001 Parte I, Vol. III)

O tema da Fitoquímica desenvolveu-se nos últimos anos como uma disciplina distinta, algures entre a química orgânica dos produtos naturais e a bioquímica das plantas e está relacionado com ambas. A fitoquímica ocupa-se da enorme variedade de substâncias orgânicas que são elaboradas e acumuladas pelas plantas e trata das estruturas químicas dessas substâncias, da sua biossíntese, transformação e metabolismo, da sua distribuição natural e da sua função biológica.

Este estudo foi realizado com os seguintes objectivos.

FINALIDADES E OBJECTIVOS DO ESTUDO

O estudo analítico das amostras foi realizado com os seguintes objectivos.

1. Avaliar os medicamentos quanto aos seus caracteres organolépticos.
2. Analisar as amostras utilizando diferentes parâmetros físico-químicos.
3. Analisar as amostras através de um método qualitativo.
4. Desenvolver o perfil de CPT.
5. Para descobrir se existe alguma diferença no padrão de absorção UV dos fármacos, pode ser utilizado para análise.

MATERIAIS E MÉTODOS

O fármaco de ensaio Mahanimba mool e o fármaco padrão Parijata patra foram colhidos numa zona florestal perto de Vadodara. Ambos os medicamentos foram identificados e autenticados por peritos em botânica da Universidade M.S. (Vadodara). Em seguida, estas drogas foram submetidas à farmácia do Parul Institute of Ayurveda, que as submeteu à preparação de Ghanavati. Para a preparação de Ghanavati, a água foi tomada 16 vezes em comparação com o material e foi aquecida em fogo brando e reduzida até à proporção de 1/8. Após a redução até 1/8, foi filtrada e aquecida em fogo brando até o líquido se converter em forma semi-sólida.

Os dois medicamentos foram anotados como,

Exemplo MG : Mahanimba Moola Ghana Vati

Amostra PG : Parijata Patra Gana Vati

PARÂMETROS UTILIZADOS EM AMBAS AS AMOSTRAS PARA O ESTUDO ANALÍTICO Tabela -4.1

SR NÃO	ORGANOLÉPTICA	FÍSICO-QUÍMICO	QUALITATIVO
01	Textura	Uniformidade dos comprimidos Peso médio dos comprimidos -Peso mais elevado -Peso mais baixo	Alcaloide

02	Cor	Comprimido Tempo de desintegração	Terpenóides
03	Odor	Dureza do comprimido	Aminoácido
04	Gosto	Perda por secagem	Proteínas
05		Valor das cinzas	Aminas I.Aminas primárias ILAminas terciárias
06		Cinzas insolúveis em ácido	Resina
07		Extrato solúvel em água	Tanino
08		Extrato solúvel em metanol	Flavonóides
09		Valor do pH	Saponina
10			Hidratos de carbono
11			Tióis

12			Antocianinas

4) **ATRIBUIÇÃO DE PICOS E ESPECTRO UV-VIS**

Modo de adsorção baseado no scanner TLC

5) **CROMATOGRAFIA EM CAMADA FINA (TLC)**

Fase normal em gel de sílica

MÉTODOS

[1] PARÂMETROS ORGANOLÉPTICOS

1. Textura (Sparsha)
2. Cor (Rupa)
3. Odor (Gandha)
4. Sabor (Rasa)

[2] PARÂMETROS FÍSICO-QUÍMICOS (The API, 2001)

1. **Uniformidade do comprimido :**
   Foram retirados aleatoriamente vinte comprimidos e, depois de medir o seu peso, foi calculado o "peso médio". De seguida, os comprimidos foram pesados individualmente e a sua variação de peso foi calculada.
2. **Dureza do comprimido :**
   Foram tomados 10 comprimidos ao acaso e a sua dureza foi registada com a ajuda de um aparelho de teste de dureza de comprimidos. Em seguida, foi calculada a dureza média.
3. **Tempo de desintegração do comprimido :**
   O tempo de desintegração do comprimido foi determinado num aparelho de ensaio de desintegração de comprimidos. Os comprimidos foram colocados na máquina de ensaio e, em seguida, ligados. O tempo necessário para que os comprimidos se desintegrem completamente foi registado como o tempo de desintegração do comprimido.
4. **Perda na secagem (LOD) :**
   O teor de humidade de um medicamento deve ser determinado para a percentagem dos seus constituintes químicos activos, porque a sua percentagem depende da base seca ao ar. Assim, o teor de humidade do medicamento deve ser minimizado para evitar a decomposição dos medicamentos em bruto devido a alterações químicas ou contaminação microbiana.

Procedimento

1 grama de droga A amostra foi recolhida numa placa de Petredish seca e previamente pesada. Foi seca numa estufa a 105°C até atingir um peso constante. A placa de Petredish foi retirada, arrefecida e pesada imediatamente. A perda de peso, ou seja, a perda por secagem, foi calculada e expressa em % p/p.

5. **Valor das cinzas (AV)**
   Este teste foi efectuado para avaliar a percentagem de sais inorgânicos, naturalmente presentes no medicamento ou a ele aderentes ou deliberadamente adicionados como forma de adulteração.

Procedimento

A amostra de 2 gramas, pesada com precisão, foi colocada num cadinho seco previamente tarado. Incinerou-se num forno de mufla até 450°C. O cadinho foi retirado, arrefecido e pesado imediatamente. A partir do peso da cinza, o valor da cinza foi derivado com referência à droga seca ao ar. Este valor foi calculado e expresso em % w/w.

6. **Cinzas insolúveis em ácido :**
   As cinzas obtidas foram analisadas para detetar partículas insolúveis em ácido nas cinzas. As cinzas dos medicamentos foram fervidas com 25 ml de HCl 6N durante 5 minutos e, em seguida, a solução foi filtrada com papel de filtro Whattman n.° 41. 41. Foi lavada com água quente, seca em estufa, incinerada e pesada. A percentagem de cinzas insolúveis em ácido foi

calculada com referência à amostra.

7. **Extrato solúvel em água (WSE)**

Este teste foi realizado para determinar o extrato solúvel em água e medidas aproximadas dos seus constituintes químicos da droga testada.

Procedimento

Foram pesados com exatidão 5 g da amostra. Adicionaram-se-lhe 50 ml de água destilada e mantiveram-se tapados durante a noite. Agitou-se intermitentemente durante o período inicial. No dia seguinte, filtrou-se. Mediu-se com exatidão 20 ml do filtrado com uma pipeta e transferiu-se para o prato de evaporação já pesado. O prato de evaporação foi colocado num banho de água para evaporação da água. Após a evaporação da água, secou-se numa estufa, deixou-se arrefecer e pesou-se imediatamente. A partir do peso do resíduo obtido, calculou-se a percentagem de extrato solúvel em água, que foi expressa em % p/p.

8. **Extrato solúvel em metanol (MST)**

Este teste foi realizado para determinar o extrato solúvel em metanol do medicamento em estudo.

Procedimento

O método adotado para esta experiência foi o mesmo que o do extrato solúvel em água, mas utilizando metanol em vez de água. A percentagem de extrato solúvel em metanol foi calculada e expressa em % w/w.

9. **Valor do pH**

Este teste é efectuado para determinar o pH do medicamento testado com a ajuda de um medidor de pH.

Procedimento

Foram pesados 10 g de amostra do medicamento em estudo e introduzidos num erlenmeyer. Em seguida, adicionar 50 ml de água medida com exatidão e agitar bem durante alguns minutos; manter esta solução durante algum tempo e depois filtrá-la com papel de filtro. Transferir a solução filtrada para um copo. Padronizar o medidor de pH e os eléctrodos com uma solução tampão de pH conhecido, ou seja, pH 7. Lavar os eléctrodos com água destilada e introduzi-los na solução de teste contida num pequeno copo. Ler o valor do pH da solução.

[3] **TESTES QUALITATIVOS PARA GRUPOS FUNCIONAIS VARIADOS**(C.K. Kokate et al, 2006)

1. **alcalóides**

1. **Com o reagente de Dragendroff :**

A substância é tratada com algumas gotas de HCl 2N diluído e 0,5 ml de solução de Dragendroff reagente. Obtém-se um precipitado castanho.

2. **Terpenóides**

1. **Teste Salkowski :**

Quando uma solução clorofórmica de esterol (Amostra) é tratada com igual volume de H2SO4 conc., surge uma cor vermelha a púrpura.

3. **Aminoácido**

Os extractos de água são testados quanto à presença de aminoácidos. Os aminoácidos podem ser detectados utilizando o reagente de ninidrina. A solução de teste evapora-se, adiciona-se uma ou duas gotas de solução de ninidrina e obtém-se uma cor azul púrpura ou cinzenta.

4. **Proteína**

Com uma solução de ferrocianeto de potássio obtém-se uma coloração azul.

5. **Aminas**

I. **Aminas primárias :**

A amina primária dá uma cor violeta no reagente de ninidrina.

II. **Aminas terciárias :**

As aminas terciárias podem ser detectadas pelo reagente de Dragendroff, obtendo-se uma cor castanha alaranjada.

6. **Resina**
Dissolver 0,1 g de resina em pó (amostra) em 10 ml de anidrido acético. Adicionar uma gota de H2SO4 utilizando uma vareta de vidro, confirmando cuidadosamente que o tubo de ensaio e a vareta de vidro estão secos, ao adicionar o ácido produz-se uma cor púrpura que muda rapidamente para violeta.

7. **Taninos**
I. Recolher um extrato aquoso da amostra. Adicionar uma solução muito diluída de cloreto férrico; a cor azul muda para verde-azeitona se se adicionar mais cloreto férrico.
II. Com uma solução de acetato de chumbo a 5%, os taninos formam um precipitado que se torna vermelho com a adição de uma solução de KOH.

8. **Flavonóides**
Quando tratado com acetato de chumbo neutro, produz uma precipitação amarela, laranja, vermelha ou cor de tijolo.

9. **Saponinas**
Numa solução aquosa de acetato de chumbo, a formação de um precipitado branco indica a presença de saponinas.

10. **Hidratos de carbono**

I. Teste de Fehling :
A 2 ml de desconhecido adicionar igual volume de mistura de Fehling A e Fehling B. Colocar num banho de água a ferver durante 5 minutos. Forma-se um precipitado vermelho.

II. Teste de iodo :
Acidificar a solução desconhecida com HCl e adicionar 1 gota da mistura a uma solução de iodo em KI. A formação de uma cor azul indica a presença de amido; uma cor vermelha indica a presença de glicogénio.

11. **Tióis**
A cerca de 0,5 ml de extrato adicionar, com uma espátula, sulfato de amónio suficiente para saturar a solução. É permitido um excesso. Em seguida, adicionar 2-4 gotas de nitroprussiato de sódio a 5% (p/v) e uma gota de amoníaco concentrado. Na presença de tióis, desenvolve-se uma cor magenta transitória.

12. **Antocianinas**
Recolher uma amostra de planta fresca (20 g), mergulhar o tecido cortado em HCl 2M num tubo de ensaio e aquecer durante 30 min. num banho de água a ferver, arrefecer, extrair com éter, pipetar o extrato etéreo e evaporar até à secura. O resíduo é utilizado para o ensaio.

I. Quando se adiciona acetato de sódio ao extrato, observa-se uma mudança de cor para azul, azul-violeta ou vermelho-violeta.

II. A adição de Na_2CO_3 ao extrato provoca uma mudança de cor para azul, azul-violeta ou vermelho-violeta.

[4] CROMATOGRAFIA EM CAMADA FINA (TLC) (KALASZ H. et al, 1997)

Introdução:

A cromatografia em camada fina é amplamente utilizada para a avaliação qualitativa e quantitativa de fármacos. O adsorvente, como o gel de sílica G ou F, é revestido com uma espessura de 0,3 mm em placas de TLC limpas, utilizando uma espátula comercial; as placas são activadas a 105°C durante 30 minutos e utilizadas. A seleção da fase móvel depende do tipo de constituintes a analisar. Após o desenvolvimento do cromatograma pela técnica ascendente, as manchas resolvidas são reveladas por radiações UV visíveis ou por pulverização com agentes de deteção adequados. O valor Rf refere-se à relação entre a distância percorrida pelo soluto e a distância percorrida pelo solvente numa camada fina de um absorvente. O valor Rf de um composto numa determinada condição é caraterístico e pode ser utilizado para identificar o composto por comparação com o padrão de referência. A intensidade da cor do composto em teste pode ser utilizada para a estimativa quantitativa do princípio do medicamento.

A técnica TLC é útil na análise de alcalóides, glicosídeos, terpenóides, componentes líquidos, açúcares, etc. e praticamente todos os bioconstituintes. Os valores de Rf podem variar dependendo da pureza do solvente, da natureza da substância a resolver, da composição do solvente, da polaridade do solvente, etc. No presente estudo, a TLC foi adoptada como técnica de separação. Com esta técnica, é possível separar compostos individuais de uma mistura.

Condições cromatográficas:

- Preparação da amostra

1 pastilha foi extraída com 10 ml de metanol por aquecimento, foi filtrada e o solvente foi concentrado a 5 ml. Esta solução foi utilizada para a coloração. A quercetina foi utilizada como padrão de referência.

Faixa - 1: Mahanimba moola Ghana Vati
Faixa - 2 : Parijata Patra Ghana Vati
Faixa - 3 : Quercetina

- Fase estacionária-

Placa T.L.C. pré-revestida de sílica gel G (Merck)

- Fase móvel

Clorofórmio: Metanol (9:1)

- Deteção

(i) UV longo (366 nm)
(ii) UV curto (254 nm)
(iii) Após pulverização com o reagente de pulverização de ácido sulfúrico Dragendorff (60 mg. Dragendorff em 10 ml de H2SO4 e 2,5 ml de metanol), seguido de aquecimento a 110° C durante 10 minutos.

O volume de ambas as amostras foi igualado com metanol e, em seguida, a mesma quantidade foi colocada na placa TLC. Para a revelação, a placa foi mantida numa câmara saturada com o sistema solvente.

A placa, depois de revelada, foi primeiro observada sob radiação UV longa e curta. Em seguida, visualizada após a pulverização com o reagente de pulverização de ácido sulfúrico Dragendorff.

[5] Atribuição de picos e espetro UV-Vis

Os picos foram atribuídos em todas as faixas de todas as substâncias de base para a espetroscopia UV-VIS *in situ*. A espetroscopia foi efectuada com um scanner Camag TLC III em modo de absorvância operado pelo software Win CATS (versão 1.2.0), utilizando a dimensão da fenda 5 mm X 0,45 mm Macro com velocidade de varrimento de 100 nm/s e resolução de dados selecionada de 10 nm/etapas. O espetro foi obtido na gama de 200800 nm.

OBSERVAÇÃO E RESULTADOS

[1] PARÂMETROS ORGANOLÉPTICOS OBSERVAÇÕES ORGANOLÉPTICAS DE AMBOS OS GHANA VATIS

Quadro - 4.2

SR NÃO	PARÂMETROS	MAHANIMBA MOOLA GHANAVATI	PARIJATA PATRA GHANAVATI
01	TEXTURA	SUAVE	SUAVE
02	COR	CASTANHO PRETO	PRETO

03	ODOR	CARACTERÍSTICAS	CARACTERÍSTICAS
04	GOSTO	BITTER	BITTER

[2] PARÂMETROS FÍSICO-QUÍMICOS PARÂMETROS FÍSICO-QUÍMICOS OBSERVAÇÃO DE AMBOS OS VATIS DO GANA

Quadro - 4.3

SR NÃO	PARÂMETROS	MAHANIMBA MOOLA GANA VATI	PARIJATA PATRA GANA VATI
01	Peso médio dos comprimidos	377 mg.	216 mg.
02	Peso mais elevado.	428 mg.	249 mg.
03	Peso mais baixo.	295 mg.	151 mg.
04	Tempo de desintegração do comprimido	50 min.	57 min.
05	Dureza do comprimido	10,15 kg/cm^2	1,625 kg/cm^2
06	Perda por secagem	16,9 % p/p	16,0 % p/p
07	Valor das cinzas	21,95 % p/p	18,15 % p/p

08	Cinzas insolúveis em ácido	1,05 % p/p	6,55 % p/p
09	Extrato solúvel em água	54,5 % p/p	35,9 % p/p
10	Extrato solúvel em metanol	26,6 % p/p	20,0 % p/p
11	Valor do pH	5.68	5.98

[3] TESTES QUALITATIVOS

As amostras foram testadas qualitativamente para a presença de diferentes fitoconstituintes e o resultado foi apresentado na Tabela - 4.4

SR NÃO	TESTES	NOME DOS REAGENTES	MAHANIMBA MOOLA GHANAVATI	PARIJATA PATRA GHANAVATI
01	Alcaloide	Reagente de Dragendroff	+ve	+ve
02	Terpenóides	Reagente L.B.	+ve	+ve
03	Aminoácidos	Reagente de ninidrina	+ve	+ve
04	Proteína	Ferrocianeto de potássio	-ve	-ve
05	Aminas			

	Aminas primárias	Reagente de ninidrina	-ve	-ve
	Aminas terciárias	Reagente de Dragendroff	-ve	+ve
06	Resina	Anidrido acético	-ve	-ve
07	Tanino	Cloreto férrico	+ve	-ve
		Acetato de chumbo	+ve	-ve
08	Flavonóides	Acetato de chumbo	+ve	-ve
09	Saponina	Acetato de chumbo	+ve	+ve
10	Hidratos de carbono	Teste de Fehling	+ve	+ve
11	Amido	Iodo	+ve	-ve
12	Tióis	Sulfato de amónio	-ve	-ve
13	Antocianinas	Acetato de sódio	-ve	-ve

		Carbonato de sódio	-ve	-ve
+ve =	Positivo			

-ve = Negativo

[4] ANÁLISE POR CROMATOGRAFIA EM CAMADA FINA (TLC) :

Como mencionado anteriormente, o estudo T.L.C. de ambas as amostras foi efectuado utilizando diferentes condições para desenvolver um padrão T.L.C. adequado e os dados foram comparados. Clorofórmio: Metanol (9:1) como fase móvel.

> Sob UV longo
  A faixa -1 mostra 9 pontos em Rf. 0,10, 0,26, 0,34, 0,50, 0,68,0,76, 0,86 (todos azuis) e 0,95 (verde azulado)
  A pista - 2 mostra 2 pontos a Rf 0,06, 0,13
  A pista - 3 mostra 1 ponto a Rf 0,06

> Sob UV curto
  A faixa - 1 mostra 9 pontos com valores Rf 0,10, 0,18, 0,26, 0,34, 0,50, 0,64, 0,76, 0,86 e 0,95 (todos amarelos)
  Faixa - 2 mostra manchas no valor Rf 0,38
  A faixa -3 mostra pontos no valor Rf 0,25

> Após pulverização com reagente de Dragendorff.
  O traço - 1 mostra pontos no valor Rf 0,26, 0,95 (ambos a laranja)
  Faixa - 2 mostra manchas no valor Rf 0,38
  Faixa - 3 mostra manchas no valor Rf 0,25

[7] ATRIBUIÇÃO DOS PICOS E ESPECTRO UV-VIS

Após a leitura com o aparelho de TLC III, as posições Rf foram alinhadas paralelamente às vias e a atribuição das substâncias foi efectuada por uma janela de 0,5 mm perpendicular a todas as vias alinhadas. As substâncias separadas 0,17, 0,21, 0,23, 0,26, 0,28, 0,34, 0,35 e 0,37 foram encontradas na mesma janela de diferentes trajectórias e submetidas a espetroscopia UV-Vis.

Capítulo 5

ESTUDO FARMACOLÓGICO

INTRODUÇÃO

A farmacologia é a ciência que se ocupa dos medicamentos. Consiste no estudo pormenorizado dos medicamentos, nomeadamente das suas acções sobre os animais vivos, os órgãos ou os tecidos. As acções podem ser benéficas ou prejudiciais. (Satoshkar et al, 2005) A análise da literatura clássica mostra que as experiências com animais não são um fenómeno novo; de facto, testar alimentos e medicamentos em animais antes de os dar ao homem foi uma prática comum ao longo dos tempos. Estão disponíveis muitas referências, especialmente sobre os medicamentos tóxicos, que foram estudados através da observação dos seus efeitos em animais. Com o aumento dos conhecimentos sobre a fisiopatologia das doenças, a sua terapia medicamentosa tornou-se agora mais racional, com base no pensamento lógico apoiado por informações abrangentes e objectivas. Esta abordagem explica por que razão um determinado medicamento é selecionado para um determinado doente. Para tal, é importante o conhecimento do modo de ação de um medicamento, dos seus efeitos nos vários sistemas do organismo e dos prováveis efeitos adversos nos vários sistemas do organismo e dos prováveis efeitos adversos. O objetivo da farmacologia é principalmente fornecer esses dados científicos, através dos quais se pode escolher um tratamento medicamentoso de eficácia e segurança comprovadas, de entre as várias opções disponíveis, para servir o doente. (Satoskar et al, 2005).

O papel da investigação na ayurveda não é apenas elucidar os princípios da ayurveda, mas também explicá-los em termos de parâmetros modernos. Em Gada Nigraha foi mencionado que a raiz de Mahanimba pode ser usada no tratamento de Gridhrasi (Gada Nigraha, Capítulo 19, Shloka-196). O principal objetivo do presente estudo experimental foi fornecer uma base farmacológica para a questão acima mencionada. Não foram encontradas referências sobre a atividade clínica ou farmacológica da Mahanimba Moola (*Melia azedarach* Linn.) sob a forma de Ghana vati.

CRITÉRIOS PARA O PRESENTE ESTUDO

O presente estudo foi concebido para verificar se é possível obter dados experimentais que apoiem os benefícios clínicos esperados e ajudem a provar a teoria acima referida, de acordo com os critérios da farmacologia moderna.

METAS E OBJECTIVOS

(1) Avaliar a atividade analgésica do fármaco Mahanimba.

(2) Avaliar a atividade anti-iflamatória do fármaco Mahanimba.

MATERIAIS E MÉTODOS

[1] Origem do medicamento :

A Mahanimba Moola (*Melia azedarach* Linn.) foi recolhida na zona florestal de Vadodara (em maio de 2015). A amostra foi utilizada para estudos experimentais e clínicos. As folhas de Parijata (*Nyctanthes arbortristis* Linn.), que foram utilizadas como padrão de referência no estudo clínico, também foram utilizadas no estudo experimental. O material vegetal para este efeito foi recolhido nas zonas circundantes de Vadodara (maio de 2015). O Ghana Vati de ambos os medicamentos foi preparado na Farmácia do Instituto Parul de Ayurveda, Limda, Vadodara, de acordo com o procedimento padrão, com algumas modificações. O Mahanimba foi anotado como MG (Mahanimba Moola Ghana Vati), enquanto o Parijata foi anotado como PG (Parijata Patra Ghana Vati), referindo-se ao resto do documento.

[2] Animais :

1. Para o estudo experimental, foram utilizados ratos albinos Wistar de ambos os sexos, pesando entre 120 e 200gms.
2. Os animais foram obtidos no biotério anexo ao Laboratório de Farmacologia da Universidade de Parul, Vadodara.
3. Os animais foram expostos a ciclos naturais de dia e de noite em condições laboratoriais ideais em termos de temperatura ambiente (22 ± 2°C) e de humidade (50 - 60%). Foram alimentados com ração para ratos da marca Amrut, fornecida pela Pranav Agro Industries, e água *ad libitum*.

4. As experiências foram realizadas após obtenção de autorização do "Comité Institucional de Ética Animal".

[3] **Fixação da dose e horário :**

A seleção da dose foi feita com base no rácio da área de superfície corporal utilizando a tabela de Paget e Barnes (1969) e foi feita da seguinte forma:

Dose terapêutica humana x rácio da área de superfície (fator de convertibilidade) para a taxa, conforme necessário.

Conversão da dose obtida acima em dose em mg/kg/dia, multiplicando-a por um fator de conversão adequado baseado no peso médio do animal.

Mahanimba Moola Ghana Vati (MG) : Dose humana: 4 g/dia

Parijat Patra Ghana Vati (PG) : Dose humana: 4 g/dia

(a) Dose para ratos : Dose humana - 4g x 0,018 x 5.

Ou seja, 360 mg/kg/dia = 400 mg/kg/dia

A suspensão de reserva de cada uma das amostras de Mahanimba Moola Ghana Vati e Parijata Ghana Vati foi preparada fresca imediatamente antes da administração aos animais, utilizando água, e a concentração foi ajustada para fornecer um volume de 0,5 ml/100g de peso corporal para o rato utilizado para todos os fins experimentais.

[4] **Via de administração do medicamento :**

O medicamento em estudo e o veículo de controlo foram administrados de acordo com o peso corporal dos animais por via oral, com a ajuda de um cateter gástrico de tamanho adequado ligado a um bocal de seringa.

[5] **Agrupamento de animais :**

Os animais seleccionados foram agrupados em 3 grupos de ambos os sexos e cada grupo é constituído por seis animais.

Grupo W : Controlo da água

Grupo MG : *Melia azedarach Linn.*root Ghana Vati (MG)

400 mg/kg/dia para o rato

Grupo PG : *Nyctanthes arbortristis* Linn. Folhas Gana Vati (PG)

400 mg/kg/dia para o rato

[6] **Instrumentos utilizados :**

Balança de pesagem, balança monoplano, algodão, seringa, agulha, cateteres, pletismómetro, placa de aquecimento, cronómetro.

[7] **Produtos químicos :** Carragenina

[8] **Análise estatística :**

O teste "t" de Student para dados não emparelhados foi utilizado para analisar os dados gerados durante o estudo. Um valor de "P" inferior a 0,05 é considerado estatisticamente significativo, o valor de P<0,01 ou P<0,001 é considerado estatisticamente muito significativo. O nível de significância foi registado e interpretado em conformidade.

[9] **Modelos experimentais :**

(A) Estudo Analgésico :

1. Saltar ou lamber as patas depois de o colocar no prato quente.

(B) Estudo anti-inflamatório :

1. Edema da pata induzido por carragenina

(A) Estudo analgésico :

Princípio :

Foi adotado o método da placa quente de Eddy para analisar a atividade analgésica da raiz de *Melia azedarach* Linn. Ghana Vati e das folhas de *Nyctanthes arbortristis* Linn. Ghana Vati após a sua administração em ratos.

Foram utilizados ratos de ambos os sexos com peso entre 120 e 200 gms. O medicamento foi administrado de acordo com o peso corporal de cada rato. Depois disso, os ratos foram mantidos numa placa quente. Esta placa quente foi colocada a uma temperatura específica. Os ratos foram mantidos um a um na placa quente e, à medida que saltavam da placa quente, o tempo era anotado por um cronómetro. Foi anotada a hora a que os animais foram mantidos e a hora a que saltaram da placa quente. (Book of pharmacology By S.K Kulkarni 2005)

Administração do medicamento: 28 dias consecutivos

Procedimento :

Os ratos de ambos os sexos, com um peso entre 120 e 200 g, foram distribuídos por diferentes grupos, de acordo com o protocolo padrão. Foram-lhes administrados por via oral o veículo e os fármacos de ensaio descritos acima.

Depois disso, foram mantidos numa placa quente. Esta placa quente foi colocada a uma temperatura específica entre 40°C e 45°C. Os ratos foram mantidos um a um na placa quente e, à medida que saltavam da placa quente, o tempo era anotado com um cronómetro. Foi anotada a hora a que os animais foram mantidos e a hora a que saltaram da placa quente. Estas observações foram registadas no dia 15th e no dia 28th após a administração do medicamento.

[Um estudo anti-inflamatório:

1. Edema da pata induzido por carragenina :

Princípio :

Foi adotado o método de Winter *et al.* (1962) para avaliar a atividade anti-inflamatória da raiz de *Melia azedarach* Linn. de Ghana Vati e de *Nyctanthes arbortristis* Linn. folhas de Ghana Vati contra o edema de pata induzido por carragenina em ratos.

Foram utilizados ratos de ambos os sexos, pesando 120 a 200 g. Os ratos foram alimentados com comida e água da torneira até ao início da experiência. Inicialmente, os volumes da pata traseira esquerda até à articulação tíbio-tarsal foram registados com um pletismógrafo. O pletismógrafo utilizado consiste num recipiente de vidro de 10 ml (25 mm x 65 mm) fixado a uma seringa de vidro de 2 ml através de um tubo de pressão. A seringa foi enchida com cerca de 5 ml de mercúrio e o nível de mercúrio foi ajustado à marca zero da micropipeta. O espaço entre a marca zero e a marca fixa do recipiente de vidro foi preenchido com água e algumas gotas de teepol. O nível inicial de fluido foi ajustado e fixado em zero. A pata imersa em água no recipiente de vidro foi ajustada para a marca pré-fixada, libertando a pressão da seringa ligada. O nível da interface entre a água e o mercúrio na micropipeta foi registado como volume da pata.

Administração do medicamento: 28 dias consecutivos

Procedimento-:

Uma hora após a administração do fármaco, o edema foi produzido através da injeção de 0,1 ml de carragenina a 1% recentemente preparada em solução salina estéril na aponeurose subplantar do membro posterior esquerdo. Aos ratos foi administrada água da torneira na dose de 2 ml/100g de peso corporal para assegurar uma hidratação uniforme. Isto é suposto minimizar a variação na formação do edema. O volume da pata é registado no intervalo do 15° dia e do 28° dia.

Os resultados foram expressos como diferença no volume da pata aos 15th e 28th dias em comparação com os valores iniciais.

Capítulo 6

OBSERVAÇÃO E RESULTADOS

1 AVALIAÇÃO DA ACTIVIDADE ANALGÉSICA :

Tabela:4.1 Efeito na perceção da dor utilizando o método da placa quente de Eddy.

	Tempo despendido na placa de aquecimento (s)	
Grupo	15º **Dia**	28º **dia**
Grupo W	62.83±0.87	67.33±0.76
Grupo MG	71.83±0.94	85.83±0.40
Grupo PG	65.66±1.28	67.66±0.76

Cada ponto é representado como Média ± S.E.M, n=6. p<0,05, p<0,01, p<0,001 é comparado com o Grupo de Controlo W,# p<0,05,### p<0,001 é comparado com o Grupo de Teste MG e o Grupo Padrão PG.

> COMPARAÇÃO GRÁFICA DA ACTIVIDADE ANALGÉSICA ENTRE 3 GRUPOS :

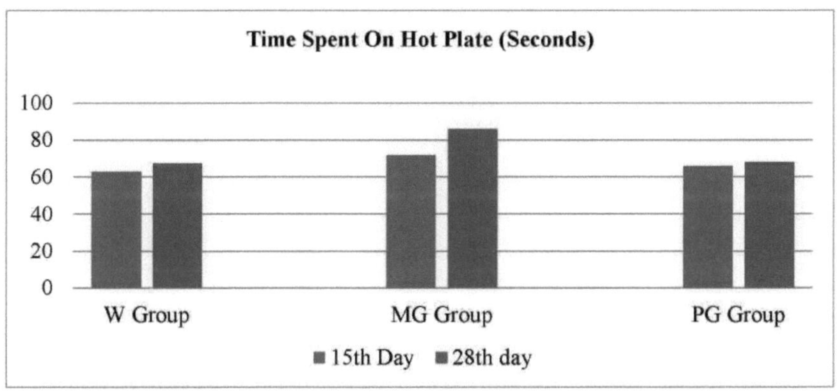

W = Água (Grupo de controlo), MG = Mahanimba Moola Ghanavati (Grupo de teste), PG = Parijata Patra Ghanavati (Grupo padrão)

Capítulo 7

RESULTADOS :

A duração do tempo passado na placa quente aumentou significativamente no caso dos ratos do Grupo de Teste (Grupo MG) ($p<0,001$) em comparação com os ratos do Grupo de Controlo (Grupo W) e também os ratos do Grupo de Medicamentos de Teste (Grupo MG) mostram um aumento na duração do tempo na placa quente em comparação com os ratos do Grupo de Medicamentos Padrão (Grupo PG) e os ratos do Grupo de Controlo (Grupo W).

1 AVALIAÇÃO DA ACTIVIDADE ANTI-INFLAMATÓRIA :

Tabela 4.2 Efeito na inflamação pelo método do edema em pó induzido por carraginana :

	Deslocamento de Mercúrio (mm)	
Grupo	**15th Dia**	**28th Dia**
Grupo W	26.66±0.66	27.16±0.79
Grupo MG	23.16±0.70	22.33±0.91
Grupo PG	24.33±0.76	23.16±0.87

Cada ponto é representado como Média ± S.E.M, n=6. $p<0,05$, $p<0,01$, $p<0,001$ é comparado com o Grupo de Controlo W,$^{\#}$ $p<0,05$,$^{\#\#\#}$ $p<0,001$ é comparado com o Grupo de Teste MG e o Grupo Padrão PG.

> **COMPARAÇÃO GRÁFICA DA ACTIVIDADE ANTI-INFLAMATÓRIA ENTRE OS 3 GRUPOS:**

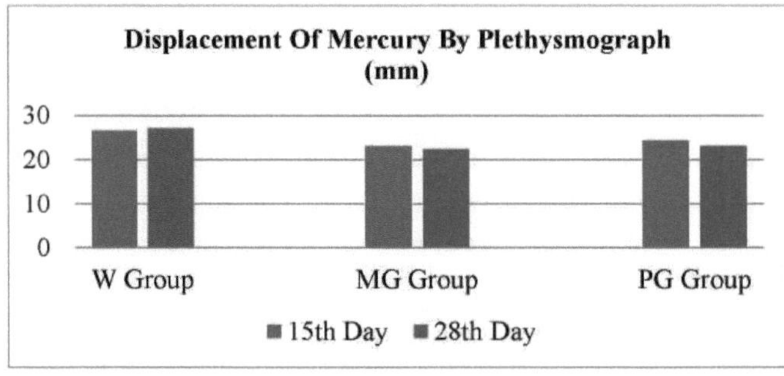

W = Água (Grupo de controlo), MG = Mahanimba Moola Ghanavati (Grupo de teste), PG = Parijata Patra Ghanavati (Grupo padrão)

RESULTADOS :

O deslocamento do mercúrio no pletismógrafo diminuiu significativamente no caso dos ratos do Grupo de Teste (Grupo MG) ($p<0,001$) em comparação com os ratos do Grupo de Controlo (Grupo W) e também os ratos do Grupo de Medicamentos de Teste (Grupo MG) mostram uma diminuição do nível de deslocamento do mercúrio em comparação com os ratos do Grupo de Medicamentos Padrão (Grupo PG) e os ratos do Grupo de Controlo (Grupo W).

Capítulo 8

DISCUSSÃO

Qualquer teoria, a sua colocação perante a comunidade científica, deve ser discutida sob todos os aspectos e ângulos. Tais discussões e deliberações académicas permitem que a fraternidade científica conheça os perfis teóricos e práticos do trabalho. Por isso, o presente trabalho de investigação foi aqui discutido exaustivamente de todas as formas e maneiras possíveis.

REVISÃO DE MEDICAMENTOS

Não existe qualquer referência direta sobre a utilidade terapêutica da Mahanimba nos Vedas. A utilidade terapêutica da Mahanimba foi mencionada pela primeira vez no Gada Nigraha. Depois disso, encontram-se referências em muitos Samhitas e Nighantus.

Vários Samhitakars e Nighantukaras mencionaram a utilidade do Mahanimba em Arsha, Bhrama, Chardi, Gulma, Kushtha, Prameha, Swasa, Hrillasa, Mushika Visha, Vishuchika, Vishamajvara. Na série de Chikitsa, Gada Nigraha mencionou claramente a sua utilidade no tratamento de Gridhrasi (G. Ni - 19/196). Depois disso, no Bhavprakash Samhita, a mesma utilidade foi mencionada, uma vez que o Mahanimba pode ser utilizado no tratamento do Gridhrasi (Bh. P. S - 24/11).

Segundo a Charak Samhita, Mahanimba é mencionada em Kashay Skandha, Nimbadi Kwath, Nimbadi Ghrita, Nimbadi kalka, Nimbarasa Madhu Yoga. De acordo com Sushruta Samhita, é mencionado em Pipalyadi Gana, Patolyadi Ghrita. Em Ashtang Hridaya, é mencionado em Aragvadhadi Gana. Em Bhavprakash Nighantu, é mencionado em Guduchyadi varga.

Em vários Granthas, o Rasa Panchak de Mahanimba de foi relatado. A maioria deles menciona que a sua rasa é Katu, Tikta, Kashay. Guna é Laghu e Ruksha. Virya é Shita. Vipaka é Katu. Apenas Acharya Priyavat Sharma mencionou o seu virya como Ushna (Ishat). De acordo com o seu Rasa panchak, o seu efeito sobre os doshas é dito como Kapha pitta Shamak e o seu Prabhav foi mencionado como Arshoghna por Acharya Priyavat Sharma.

Taxonomicamente, é de Plantae - Reino, Sapindales - Ordem, Meliaceae - Família, Melia - Género, *Melia azedarach* - Espécie, *Melia azedarach* Linn - Nome Botânico. De acordo com a sua distribuição, encontra-se em vários locais. *A Melia azedarach* Linn é nativa da Ásia tropical. É amplamente distribuída no Paquistão, Índia, Indonésia, Sudeste Asiático e Austrália. Naturalizou-se nas Filipinas, Estados Unidos da América, Brasil, Argentina e em muitos países africanos e árabes.

A Melia azedarach Linn. é uma árvore ou arbusto de folha caduca de tamanho pequeno a médio, com 5-15 metros de altura. Os ramos são robustos, com casca arroxeada e pontilhada com lenticelas de cor amarelada. As folhas são compostas, alternas e puberulentas a glabras. As folhas são longas, serrilhadas, verde-escuras em cima, muitas vezes com pêlos esparsos ao longo das nervuras e verde-claras e geralmente lisas em baixo. A inflorescência é uma panícula, as flores são 5-partidas. As sépalas são verdes. As pétalas são cor-de-rosa lavanda, linguladas com dez anteras. O fruto é uma drupa, com uma só semente, pedunculada, de cor amarela esverdeada a castanha amarelada, globosa, com 1-1,5 cm de diâmetro.

Do ponto de vista químico, a casca do caule contém glicose e taninos. Os frutos contêm Bacaína, Taninos, Morgacina, Glucose, Amido. As sementes contêm 40% de óleo. A casca contém taninos, glucose e ácido ailínico. As raízes contêm taninos e alcalóides.

ESTUDO FARMACOGNÓSTICO

A farmacognosia de uma planta proporciona um conhecimento abrangente relativamente aos seus métodos de identificação, produção e determinação da qualidade e pureza dos medicamentos. Cada espécie tem as suas próprias características que determinam a autenticidade de um determinado medicamento. Os novos medicamentos requerem um estudo farmacognóstico pormenorizado antes da sua utilização, porque ajuda a identificá-los corretamente, devido às suas propriedades fitoquímicas, farmacológicas e medicinais.

O material para o estudo foi a raiz e o pó de Mahanimba (*Melia azedarach* Linn.). Em primeiro lugar, a planta foi identificada de acordo com os caracteres morfológicos. Esta planta pertence à família Meliaceae. *Melia azedarach* Linn. é uma árvore grande. Caule: lenhoso, ereto, ramificado, sólido. Folha: alternas, exstipuladas, compostas, bipinadas e imparipinadas; base da folha pulvinada; pinadas ovadas a lanceoladas; serrilhadas, reticuladas unicostadas. Inflorescência: Cima de panícula axilar. Flor: bracteada, pedicelada, completa, actinomorfa, hermafrodita, pentâmera, hipógina; contém um disco nectarífero abaixo do ovário. Cálice: 5 sépalas, fundidas, valvadas. Corola: 5 pétalas, livres, imbricadas. Androceu: 10 estames, monadelfos; os filamentos formam um estaminatubo com elos dez dentes, sinapex; ditiforme, basifixo, introrso. Gineceu: 5-8 ou muitos carpelos, sincarpados, superiores, 5 a 8 ou muitos - loculados, 1 ou 2 óvulos em cada loculo, placentação axilar; estigma lobado ou capitata; um disco nectarífero está presente abaixo do ovário. Fruto: drupa. Estes caracteres morfológicos confirmam que a planta é de *Melia azedarach* Linn.

Depois de devidamente identificada, a raiz de *Melia azedarach* Linn. foi recolhida e devidamente preservada. O pó também foi preparado para o estudo posterior.

A raiz e o pó foram estudados organolepticamente, macroscopicamente e microscopicamente. Foi também efectuado um teste histoquímico para detetar a presença de inclusões celulares como grãos de amido, cristais, etc.

Organolepticamente, a raiz externa era dura, de cor castanha escura. Internamente, amarelo-creme, em alguns locais com conteúdo de cor castanha escura. Externamente com fissuras longitudinais, internamente com fibras. Os pedaços cortados medem cerca de 8 a 10 cm de comprimento. A cor do pó era castanho-creme. O odor da casca e do pó era caraterístico. O sabor da amostra de casca e das amostras de pó era amargo. A casca era áspera e o pó tinha um toque arenoso.

Estudo Microscópico

1. T. S. de raiz :

A secção transversal mostrou que o córtex externo da cortiça, o floema, a região central do estelo com raios medulares multiserriados.

A secção transversal pormenorizada mostra que a cortiça é constituída por 15-20 camadas de células suberizadas, tendencialmente alongadas e dispostas de forma compacta, com teor de tanino. Algumas das células estão cheias de glóbulos de óleo e rosetas de cristais de oxalato de cálcio.

Córtex algo reduzido constituído por células de parênquima, fortemente carregado por glóbulos de óleo, rosetas de cristais de oxalato de cálcio e conteúdo acastanhado em todo o córtex. Fibras pericíclicas isoladas de 6-8 células, distribuídas circularmente no córtex. Raramente estão presentes células pétreas isoladas.

O feixe vascular ocupa a maior parte da raiz. O floema situa-se acima do xilema e é constituído por elementos de peneira e fibras de floema. Os vasos do xilema, dispostos radialmente, são constituídos principalmente por vasos do tipo "border pitted". O xilema é constituído por traquitos do parênquima do xilema e pelas suas fibras. Alguns dos vasos do xilema estão cheios de tanino (Tilose).

Os raios medulares são multisserrilhados, partindo do centro até às camadas interiores da zona do córtex; os grãos de amido simples e compostos e os glóbulos de óleo encontram-se em todos os raios medulares.

2. Microscopia de pó :

Os caracteres de diagnóstico do pó da raiz mostraram que o teor de tanino, as fibras cortadas através de raios medulares, fibras simples; fragmento de vasos com furos na borda, cortiça em vista da superfície, grãos de amido simples e compostos, glóbulos de óleo, cristal prismático sob roseta de oxalato de cálcio e células de pedra com furos.

Durante os testes histoquímicos, os grãos de amido apresentaram uma coloração azulada quando corados com iodo, as células lenhificadas e as fibras apresentaram uma coloração vermelha com cloroglucinol e HCl e as células de tanino apresentaram uma coloração azul escura a preta com cloreto férrico. Os cristais prismáticos de oxalato de cálcio dissolveram-se em HCl sem efervescência e não se dissolveram em ácido acético, o que indica a presença dessas inclusões celulares.

Capítulo 9

ESTUDO ANALÍTICO

[1] PARÂMETROS ORGANOLÉPTICOS

Nos parâmetros organolépticos, ambas as amostras (Amostra MG - Mahanimba Moola Ghana Vati e Amostra PG - Parijata Patra Ghana Vati) foram semelhantes, exceto na cor: a cor da Amostra MG era Plack acastanhado e a da amostra PG era preta.

[2] PARÂMETROS FÍSICO-QUÍMICOS

Foram efectuados parâmetros físico-químicos para o vati de Gana de ambas as amostras.
O peso médio de Ghana Vati da Amostra MG é aprox. 1,5 vezes mais alto (377 mg.) do que o da Amostra PG (216 mg.), o que indica que o paciente terá de tomar 4 tab. de cada vez no grupo MG, enquanto que 8 tab. de cada vez no grupo PG para atingir a dose sugestiva. (2 gm duas vezes por dia). Existe uma grande variação entre o peso mais baixo e o mais alto de ambos os Vati de Gana. (O peso mais elevado da Amostra MG é de 429 mg e o peso mais baixo da Amostra MG é de 295 mg, enquanto o peso mais elevado da Amostra PG é de 249 mg e o peso mais baixo é de 151 mg). Sugere-se a utilização de exipientes e automação no processo de fabrico de comprimidos.
A dureza do comprimido da Amostra MG (10,15 kg/cm^2) é aprox. 6 vezes mais do que a Amostra PG (1,625 kg/cm^2), embora o tempo de desintegração de ambas as amostras (Amostra MG - 50 min. & Amostra PG - 57 min.) seja o mesmo, sugerindo uma taxa de dissolução semelhante. Isto pode dever-se ao facto de ter sido adicionado um agente aglutinante na preparação do Ghana vati da Amostra PG. Por isso, decompõe-se mais cedo mas a taxa de dissolução é semelhante. A utilização de exipientes juntamente com o Gana também foi útil para a uniformidade da dose.
A perda na secagem indica o teor de água e humidade nas amostras. A perda na secagem de ambas as amostras é quase semelhante (Amostra MG - 16,9% w/w & Amostra PG - 16,0% w/w) indica o mesmo teor de humidade em ambas as drogas. Isto pode dever-se ao facto de ambos os medicamentos estarem na forma de Ghana Vati.
O extrato solúvel em água de ambas as amostras é mais do que o extrato solúvel em metanol. (E.S.A. da Amostra MG - 54,5% p/p & Amostra PG - 35,9% p/p; E.S.M. da Amostra MG - 26,6% p/p & Amostra PG - 20,0% p/p). Os valores de extração mais elevados indicam uma maior disponibilidade do conteúdo do fármaco nesse meio. Assim, propõe-se a administração de Kwatha, Phanta, Hima e Ghana kalpana para obter um melhor alívio do que com Asav-Arishta Kalpana. Mas nem sempre é assim. Porque o método de preparação do Asav Arishta Kalpana é totalmente diferente da forma extractiva solúvel em metanol e, evidentemente, os pontos Prakriti do doente, Kala, Ritu, etc. também devem ser considerados.
O extrato solúvel em água da Amostra MG (54,5% w/w) é 1,5 vezes superior ao da Amostra PG (35,9% w/w), o que indica uma maior biodisponibilidade do medicamento da Amostra MG. Os valores também são apoiados por testes qualitativos das funções activas.
O valor de cinzas indica a presença de constituintes inorgânicos na amostra. Os valores totais de cinzas de ambas as amostras (Amostra MG - 21,95% w/w & Amostra PG - 18,15% w/w) são mais elevados, o que sugere a presença de mais constituintes inorgânicos em ambas as amostras.
Os constituintes inorgânicos têm geralmente propriedades de tipo iónico, pelo que são solúveis em ácido. Mas os componentes inorgânicos como a sílica, alguns fosfatos, etc., não são solúveis em ácidos. Na amostra testada, os valores de cinzas de ambas as amostras são mais elevados. Assim, foi efectuado um teste de cinzas insolúveis em ácido para excluir impurezas como a sílica, que não são solúveis em ácido. As cinzas insolúveis em ácido na Amostra PG (6,55% p/p) são aproximadamente 6 vezes mais do que na Amostra MG (1,05% p/p), o que revela uma maior quantidade de sílica presente na Amostra PG. Assim, a amostra MG tem mais material inorgânico do que a amostra PG.
O valor do pH indica o potencial de iões de hidrogénio disponíveis numa determinada substância. Ambas as amostras têm um pH ligeiramente ácido (Amostra MG - 5,68 & Amostra PG - 5,98) e não mostram muita variação no pH de ambos os medicamentos.

[3] TESTES QUALITATIVOS

O teste qualitativo efectuado com diferentes reagentes para alcalóides, terpenóides, aminoácidos, aminas terciárias, saponina e hidratos de carbono deu positivo e foi considerado como estando presente em ambas as amostras de teste. O amido foi encontrado na amostra MG com o reagente de iodo. O tanino foi positivo na amostra MG e negativo na amostra PG. Os testes qualitativos efectuados para proteínas, aminas primárias, resinas, tióis e antocianinas foram negativos com diferentes reagentes, em ambas as amostras.

[4] ESTUDO T.L.C.

A observação do estudo TLC revela que o número máximo de manchas foi encontrado na faixa - 1 (MG), ou seja, 9 manchas. Isto indica a presença de um maior número de compostos na amostra MG.

[5] ATRIBUIÇÃO DE PICOS E ESPECTRO UV-VIS

Após a leitura com o aparelho de TLC III, as posições Rf foram alinhadas paralelamente às vias e a atribuição das substâncias foi efectuada por uma janela de 0,5 mm perpendicular a todas as vias alinhadas. As substâncias separadas 0,17, 0,21, 0,23, 0,26, 0,28, 0,34, 0,35 e 0,37 foram encontradas na mesma janela de diferentes trajectórias e sujeitas a espetroscopia UV-Vis.

ESTUDO FARMACOLÓGICO

O principal objetivo do presente estudo foi fornecer uma base farmacológica para a eficácia da Mahanimba (*Melia azedarach* Linn.) e da Parijata (*Nyctanthes arbortristis* Linn.) no tratamento da ciática. Na ciática, a dor e a inflamação do nervo ciático são os sintomas principais. Considerou-se útil verificar se o medicamento tem actividades analgésicas e anti-inflamatórias que possam ser factores que contribuam para a eficácia clínica do medicamento. Assim, as actividades analgésica e anti-inflamatória das plantas testadas foram avaliadas em ratos.

[1] Atividade Analgésica :

A sensação é a perceção consciente ou subconsciente de estímulos externos ou internos. A natureza da sensação e o tipo de reação gerada variam em função do destino final, no SNC, dos impulsos nervosos que transmitem a informação sensorial. Na medula espinal, os impulsos sensoriais são a parte de entrada dos reflexos espinais, como o reflexo de estiramento. Os impulsos sensoriais que chegam ao tálamo podem proporcionar uma consciência grosseira da localização de um estímulo e do tipo de sensação, como o tato, a dor, a audição ou o paladar. Quando os impulsos sensoriais chegam ao córtex cerebral, podemos localizar e identificar com precisão sensações específicas. As sensações são de dois tipos, ou seja, gerais e sensoriais. A sensação geral divide-se em somática e visceral. A dor é uma sensação de tipo somático.

O processo de sensação começa num recetor sensorial, que é uma célula especializada ou os dendritos de um neurónio sensorial. Cada recetor sensorial monitoriza uma determinada condição do ambiente interno ou externo, mas é sensível a estímulos de apenas uma modalidade sensorial. Assim, um dado recetor sensorial responde vigorosamente a um tipo particular de estímulo, uma mudança no ambiente que pode ativar certos receptores sensoriais. Um recetor sensorial responde apenas fracamente ou não responde de todo a outros tipos de estímulos. Para que surja uma sensação, ocorrem normalmente os quatro eventos seguintes:

- Estimulação do recetor sensorial
- Um recetor sensorial transpõe a energia de um estímulo para um potencial graduado.
- Quando um potencial graduado num neurónio sensorial atinge o limiar, desencadeia um ou mais impulsos nervosos, que depois se propagam para o SNC.
- Uma determinada região do SNC recebe e integra os impulsos nervosos sensoriais. Os impulsos sensoriais de cada parte do corpo chegam a uma região específica do córtex cerebral, que interpreta a sensação como proveniente dos receptores sensoriais estimulados.

A dor é indispensável para a sobrevivência. Tem uma função protetora, assinalando a presença de condições nocivas e prejudiciais para os tecidos. Do ponto de vista médico, a descrição subjectiva e a indicação da localização da dor podem ajudar a identificar a causa subjacente da doença.

Os nociceptores, os receptores da dor, são terminações nervosas livres que se encontram em todos os tecidos do corpo, exceto no cérebro. Estímulos térmicos, mecânicos ou químicos intensos podem ativar os nociceptores. A irritação ou lesão dos tecidos liberta substâncias químicas como as prostaglandinas, as cininas e os iões de potássio que estimulam os nociceptores. Existem dois tipos de dor: A rápida, ou seja, a dor aguda, aguda ou picada, e a lenta, ou seja, a dor crónica, ardente,

dolorosa ou latejante. Na dor ciática, a nevralgia e a neurite do nervo ciático são as principais patologias. A nevralgia consiste em ataques de dor ao longo de todo o trajeto ou de um ramo de um nervo sensorial. E a neurite é a inflamação de um ou vários nervos que pode resultar da irritação do nervo produzida por golpes directos, fracturas ósseas, contusões ou lesões penetrantes.
A dor é o principal sintoma da inflamação. Resulta de lesões nos neurónios e de substâncias químicas tóxicas libertadas por micróbios. As cininas afectam algumas terminações nervosas, causando grande parte da dor associada à inflamação. As prostaglandinas intensificam e prolongam a dor associada à inflamação. A dor também pode ser causada pelo aumento da pressão devido ao edema.
Por vezes, as sensações de dor ocorrem de forma desproporcionada em relação a uma lesão menor, persistem cronicamente devido a uma lesão ou surgem mesmo sem razão aparente, em vez de alertarem para uma lesão real ou iminente. Nestes casos, é necessário recorrer à analgesia (an= sem, algesia = dor) ou ao alívio da dor. Os medicamentos analgésicos, como a aspirina e o ibuprofeno, bloqueiam a formação de prostaglandinas, que estimulam os nociceptores. Os anestésicos locais, como a novocaína, proporcionam um alívio da dor a curto prazo, bloqueando a condução ou os impulsos nervosos ao longo dos axónios dos neurónios da dor de primeira ordem. A morfina e outros fármacos opiáceos alteram a qualidade da perceção da dor no cérebro; a dor continua a ser sentida, mas já não é percepcionada como sendo tão nociva. (Tortora et al, 2003).
Existem muitos tipos de medicamentos analgésicos disponíveis no mercado. No entanto, devido às suas reacções secundárias e à presença de uma atividade analgésica temporária, o campo dos analgésicos ainda está aberto, especialmente para a Ayurveda. O medicamento testado foi indicado em Gridhrasi. Assim, a atividade analgésica do medicamento foi avaliada através de uma avaliação farmacológica.

1. Teste de saltos ou de lamber as patas pelo método da placa quente de Eddy :

Este teste produz dor neurogénica. Os medicamentos de ação central inibem a resposta de lamber as patas em ambas as fases deste teste. A duração do tempo passado na placa quente aumenta significativamente no caso dos ratos do Grupo de Teste (Grupo MG) ($p<0,001$) em comparação com os ratos do Grupo de Controlo (Grupo W) e também os ratos do Grupo de Medicamentos de Teste (Grupo MG) mostram um aumento na duração do tempo na placa quente em comparação com os ratos do Grupo de Medicamentos Padrão (Grupo PG) e os ratos do Grupo de Controlo (Grupo W).

[11] Atividade anti-inflamatória :

Considera-se útil destacar brevemente as diferentes facetas e mecanismos dos fenómenos inflamatórios antes de iniciar a discussão da atividade observada com o medicamento em estudo em modelos experimentais que representam diferentes fases da inflamação. A inflamação (latim, *inflammatio*, incendiar) é a resposta biológica complexa dos tecidos vasculares a estímulos nocivos, tais como agentes patogénicos, células danificadas ou irritantes. Trata-se de uma tentativa de proteção do organismo para eliminar os estímulos nocivos e iniciar o processo de cicatrização do tecido. A inflamação pode ser classificada como aguda ou crónica.

1. Inflamação aguda :

O processo de inflamação aguda é iniciado pelos vasos sanguíneos locais do tecido lesionado, que se alteram para permitir a exsudação de proteínas plasmáticas e leucócitos para o tecido circundante. O aumento do fluxo de líquido para o tecido provoca o inchaço caraterístico associado à inflamação, uma vez que o sistema linfático não tem capacidade para o compensar, e o aumento do fluxo sanguíneo para a zona provoca a coloração avermelhada e o aumento do calor. Os vasos sanguíneos também se alteram para permitir o extravasamento de leucócitos através do endotélio e da membrana basal que constituem o vaso sanguíneo. Uma vez no tecido, as células migram ao longo de um gradiente quimiotático para atingir o local da lesão, onde podem tentar remover o estímulo e reparar o tecido.
Entretanto, vários sistemas bioquímicos em cascata, constituídos por substâncias químicas conhecidas como mediadores inflamatórios derivados do plasma, actuam em paralelo para propagar e amadurecer a resposta inflamatória. Estes incluem o sistema do complemento, o sistema de coagulação e o sistema de fibrinólise. (http//www.wikipedia- visited)

2. Inflamação crónica

A inflamação crónica é uma condição patológica caracterizada por uma inflamação ativa simultânea, destruição dos tecidos e tentativas de reparação. O tecido cronicamente inflamado é caracterizado pela infiltração de células imunitárias mononucleares (monócitos, macrófagos, linfócitos e plasmócitos), destruição dos tecidos e tentativas de cicatrização, que incluem angiogénese e fibrose. As causas endógenas incluem a inflamação aguda persistente. As causas exógenas são variadas e incluem a infeção bacteriana.

Na inflamação aguda, a remoção do estímulo interrompe o recrutamento de monócitos (que se transformam em macrófagos sob ativação adequada) para o tecido inflamado, e os macrófagos existentes saem do tecido através dos linfáticos. No entanto, no tecido cronicamente inflamado, o estímulo é persistente e, por conseguinte, o recrutamento de monócitos é mantido, os macrófagos existentes são mantidos no local e a proliferação de macrófagos é estimulada.

Na ciática, o nervo ciático fica inflamado devido a várias razões. Tendo em conta o que precede, os fármacos foram analisados quanto à sua atividade anti-inflamatória em modelos experimentais:

2. Método do edema da pata induzido por carragenina:

O rastreio preliminar da atividade anti-inflamatória foi realizado com edema da pata traseira induzido por carragenina em ratos. Considera-se que o edema da pata induzido por carragenina representa a primeira fase da reação inflamatória que se caracteriza pela exsudação de células fluidas. Vários mediadores flogísticos como a histamina, a serotinina, a bradicinina e as prostaglandinas foram implicados no desenvolvimento do edema provocado pela carragenina. O deslocamento do mercúrio no pletismógrafo diminuiu significativamente no caso dos ratos do grupo de ensaio (Grupo MG) ($p<0,001$) em comparação com os ratos do grupo de controlo (Grupo W) e também os ratos do grupo do medicamento de ensaio (Grupo MG) mostram uma diminuição do nível de deslocamento do mercúrio em comparação com os ratos do grupo do medicamento padrão (Grupo PG) e os ratos do grupo de controlo (Grupo W).

RESUMO

REVISÃO DE MEDICAMENTOS

Este capítulo trata da descrição pormenorizada da droga Mahanimba. Neste capítulo, são apresentados os aspectos históricos detalhados [Védico, Samhita, Nighantu, Adhunik], a revisão do trabalho anterior, a classificação da droga de acordo com Gana e Varga de acordo com diferentes Samhitas e Nighantus, Sinónimos, Interpretação de alguns sinónimos, Diferentes tipos mencionados em textos antigos e modernos, Rasa Panchaka de acordo com vários textos, constituição Panchabhautika, efeito sobre Dosha-Dhatu-Mala, Rogaghnata, utilidades terapêuticas, relacionadas com a droga Mahanimba. A sessão seguinte deste capítulo trata da revisão botânica de *Melia azedarach* Linn, onde a posição taxonómica, diferentes nomes vernaculares, família, caracteres de subfamília, caracteres de género, descrição morfológica da espécie Melia azedarach Linn e algumas espécies aliadas, foram apresentados de forma sistémica. Além disso, o seu habitat, distribuição, constituintes químicos, actividades farmacológicas, folhagem, época de floração e frutificação, parte utilizada, doses, formulações e preparação, substituto, adulteração e controvérsia e comércio da droga são tratados em pormenor. A observação foi discutida na parte de discussão do trabalho.

ESTUDO FARMACOGNÓSTICO

Este capítulo da tese diz respeito ao estudo farmacognóstico do medicamento. No qual os materiais, a recolha e a preservação da amostra, o estudo organolético da raiz e do pó de *Melia azedarach* Linn., o estudo macroscópico e microscópico da raiz, a microscopia do pó e os testes histoquímicos foram realizados. As observações e os resultados foram discutidos em pormenor. No estudo microscópico, foram observados o córtex exterior da cortiça, o floema, a região central do sifão com raios medulares multiseriados. A secção transversal mostrou que a cortiça é constituída por 15 a 20 camadas de células suberizadas, tendencialmente alongadas e dispostas de forma compacta, com conteúdo de tanino. Algumas das células estão cheias de glóbulos de óleo e rosetas de cristais de oxalato de cálcio. Córtex algo reduzido, constituído por células parenquimatosas, fortemente carregado de glóbulos de óleo, 1 cristal de oxalato de cálcio em roseta e com conteúdo acastanhado em todo o córtex. Fibras pericíclicas isoladas de 6-8 células distribuídas circularmente no córtex. Raramente estão presentes células pétreas isoladas. O feixe vascular ocupa a maior parte da raiz. O floema situa-se acima do xilema e é constituído por elementos de peneira e fibras do floema. Os vasos do xilema, dispostos radialmente, são constituídos principalmente por vasos do tipo com orifícios nas margens. O xilema é constituído por traquitos do parênquima do xilema e pelas suas fibras. Alguns dos vasos do xilema estão cheios de tanino (Tilose). Os raios medulares são multisserrilhados, começando no centro e chegando até às camadas interiores da zona do córtex, com grãos de amido simples e compostos e glóbulos de óleo presentes em todos os raios medulares.

ESTUDO ANALÍTICO

Este capítulo do trabalho diz respeito ao estudo analítico dos medicamentos. Aborda o material e o método, os parâmetros organolépticos, os parâmetros físico-químicos, os testes qualitativos para vários grupos funcionais, o estudo TLC do medicamento em estudo e do medicamento de referência. Os materiais e os métodos contêm Mahanimba Moola Ghana Vati (Amostra MG) e Parijata Patra Ghana Vati (Amostra PG) (que é tomado como grupo padrão de referência no estudo clínico). As observações e os resultados foram discutidos em pormenor.

Nos parâmetros organolépticos, ambas as amostras (Amostra MG - Mahanimba Moola Ghana Vati e Amostra PG - Parijata Patra Ghana Vati) foram semelhantes, exceto na cor: a cor da Amostra MG era Plack acastanhado e a da amostra PG era preta.

Nos parâmetros físico-químicos, a dureza do comprimido da Amostra MG (10,15 kg/cm2) é aprox. 6 vezes mais do que a Amostra PG (1,625 kg/cm2), embora o tempo de desintegração de ambas as amostras (Amostra MG - 50 min. & Amostra PG - 57 min.) seja o mesmo. O extrato solúvel em água (W.S.E.) de ambas as amostras é superior ao extrato solúvel em metanol (M.S.E.). (E.S.A. da Amostra MG - 54,5% p/p & Amostra PG - 35,9% p/p; E.S.M. da Amostra MG - 26,6% p/p & Amostra PG - 20,0% p/p). O extrato solúvel em água da Amostra MG (54,5% p/p) é 1,5 vezes superior ao da Amostra PG (35,9% p/p), o que indica uma maior biodisponibilidade do fármaco da Amostra MG. O valor total de cinzas de ambas as amostras (Amostra MG - 21,95% w/w & Amostra PG - 18,15% w/w) é mais elevado e quase semelhante. As cinzas insolúveis em ácido na Amostra PG (6,55% w/w) são 6 vezes mais do que na Amostra MG (1,05% w/w). Ambas as amostras têm um pH ligeiramente ácido (Amostra MG - 5,68 & Amostra PG - 5,98) e não mostram muita variação no pH de ambos os medicamentos.

O teste qualitativo efectuado com diferentes reagentes para alcalóides, terpenóides, aminoácidos, aminas terciárias, saponinas e hidratos de carbono deu positivo e foi considerado como estando presente em ambas as amostras de teste. O amido foi encontrado na amostra MG com o reagente de iodo. O tanino foi positivo na amostra MG e negativo na amostra PG. Os testes qualitativos efectuados para proteínas, aminas primárias, resinas, tióis e antocianinas foram negativos com diferentes reagentes, em ambas as amostras.

A observação do estudo TLC revela que o número máximo de manchas foi encontrado na faixa - 1 (MG), ou seja, 9 manchas. Isto indica a presença de um maior número de compostos na amostra MG.

ESTUDO FARMACOLÓGICO

Este capítulo do estudo trata do estudo farmacológico dos medicamentos. Nesta parte do estudo, a evidência da atividade biológica foi avaliada com base nos parâmetros relacionados, tais como:

[I] Estudo analgésico: 1) Teste do salto ou da lambidela da pata em placa quente

[I] Atividade analgésica : 1) Ensaio do edema da pata induzido por carragenina

Foram utilizados ratos albinos para os estudos. A dose humana foi convertida em dose animal com base no rácio da área de superfície corporal utilizando a tabela de Paget e Barnes (1969). O estudo foi efectuado em 3 grupos. (Grupo W - Controlo da água, Grupo MG - Grupo Mahanimba Moola Ghana Vati, Grupo PG - Grupo Parijata Patra Ghana Vati). O teste "t" de Student para dados não pareados foi utilizado para analisar os dados gerados durante o estudo.

A avaliação dos fármacos testados quanto à atividade anti-inflamatória e analgésica indica que o fármaco Mahanimba Moola Ghanavati (Grupo MG) tem um efeito significativo em ambos os parâmetros, em comparação com o fármaco padrão Parijata Patra Ghanavati (Grupo PG) e o Grupo de Controlo (Grupo w).

BIBLIOGRAFIA

Abhidhana Ratnamala (Shadrasa Nighantu), (1977), 1st edi, 6th skandha, ed. Prof. P.V. Sharma, Chaukhambha Orientalia, Varanasi.

Acharya Yadavaji Trikamji (2001), Dravya guna Vignanam, Uttarardha, Khanda 2, 5th edi, Shri Sharma Ayurveda Mandir, Datiya.

Advances and Developments in Thin Layer Chromatography, LC - GC Int., 1996, Vol. 9 & Present status and future perspectives of thin layer chromatography. LC - GC Int., 1997, Vol. 10)

Um Amanteur num Jardim Indiano.

Anónimo (1893-1902), Records of the Botanical Survey of India, Office of the supretendent of Govt. printing, Culcutá, Índia, Vol. I.

Anónimo (1935), Ayurvediya Aushadha Kosha (Shaligram Aushadha Shabda Sagar), Academia Khemraj Shrikrishnadas.

Anónimo (1952), The wealth of India, Council of scientific & Industrial Reseach, Nova Deli. Vol. III, pp. 7.

Anónimo (1967), Shabdstom Mahanidhi (Um Dicionário Sânscrito), 3rd edi, Compilado por Tarkavachaspati Sri Taranatha Bhattacharya, Chowkhamba Sanskrit Series, Varanasi.

Anónimo (1968), Ayurvediya Mahakosha (Ayurvediya Shabda Kosha), ed Ayurvedacharya Veni Madhava shastry Joshi, Ayurveda Visharada Narayana Hari Joshi, Maharashtra Rajya Sahitya Aani Sanskriti Mandal, Mumbai.

Anónimo (1982), Medicinal Plants of Nepal, 3rd edi, HB Majesty's Govt. of Nepal Ministry of Forests and Soil Conservation, Dept. of Medicinal Plalnts.

Anónimo (2001), The Ayurvedic Pharmacopoeia of India, 1st edi.,Govt. of India, Ministry of Healtlh and Family Welfare, Dept. of Indian Systems of Medicine & Homeopathy, New Delhi. Parte - I, Vol. III, pp. 199-200.

Anónimo, Dorland's Pocket Medical Dictionary, 27th edi, Elsevier, New Delhi, pp.766.

Anónimo, The Concise Oxford Dictionary of current English, ed. Della Thompson, 9 edi. Della Thompson, 9th edi, Oxford University Press, Delhi.

Ashok B.K. (2004-2005), Pharmacognostic and Phyto-Pharmacological investigations of Euphorbia fusiformis Buch-Ham. (Euphorbiaceae) - Uma fonte pura de "Vishanika" clássico, I.A.M.P.S., G.A.U., Vadodara.

Ashtnga Hridayam (2013), com os comentários "Sarvangasundara" de Arunadatta e "Ayurvedarasayana" de Hemadri, recolhidos pela Dra. Anna Moreswar Kunte, reimpressão, Academia Chaukhamba Krishnadas, Varanasi.

Ashtanga Sangrah (1980), com Indu Vyakhya, ed. Vd. Anant Damodar Athvale, Pub. Mahesh Ananat Athvale, Pune.

Baghel M.S. (2014), Researches in Ayurveda, 6th edi, Mridu Ayurvedic Publication & Sales.

Bairy S.V. et al (1994), Phytochemical and Pharmacotherapeutic evaluation of Parijat (Nyctenthes arbortristis) w.s.r. to its effect on Gridhrasi, Dept. of Dravyaguna, G.A.U., Vadodara.

Benthall A.P. (1933), The Trees of Culcutta and its neighbourhood, Thacker Spink & Co. Ltd., Culcutta.

Bhaishajya Ratnavali de Shri Govind das (2005), 8th revisto, editado e enumerado por Bhishagratna Shri Brahmashanka Mishra, 'Vidyotini' Hindi Commetary Analysis with Appendixes by Shri Kaviraja Ambikadatta Shastri Ayurvedacharya, ed. Shri Rajeshwadatta Shastri, Chaukhambha Sanskrit Sansthan, Varanasi, pp. 533-534.

Bhandari Chndraraj (1971), Vanaushadhi Chandrodaya, 4th edi, Chaukhamba Sanskrit Series, Varanasi, Parte 9, pp. 68-69.

Bhavprakash Nighantu de Shri Bhavmishra, Comentário do Dr. K C Chunekar,

Reimpressão ano-2009, Publicação Chaukhambha, Varanasi.
Bhavaprakasha, purvakhanda (1981), Guj. Trans. de Girajashankar Mayashnkar Shastri, 4th edi, Sastu Sahitya Vardhak Karyalaya, Ahmedabad.
Bose G.C., A manual of Indian Botany, Blackie & Son (India) limited, Culcutta.
Brandis Dieterich, (1978), Indian trees, 2nd reimpressão, Archibald constable & co. ltd., Londres. pp. 233.
Charak Samhita de Agnivesh Revisto por Charak e comentário Dridhabala hindi por Vidyotini, Ano de reimpressão - 2008, Publicação Chaukhambha, Varanasi.
Chakradatta de Shri Chakrapanidatta (2005), com o comentário em hindi "Vaidyprabha" do Dr. Indradeva Tripathi, ed. Prof. Prof. Ramanath Dwivedy, Reimpressão, Chaukhambha Sanskrit Sansthan, Varanasi, pp.136-138.
Chaurasia B.D. (1995), Human Anatomy Regional and applied, 3rd edi, CBS publishers & distributers, New Delhi, Vol. III.
C.K. Kokate et al (2006), Pharmacognosy, 36th edi, Nirali Prakashan, Pune.
Coronel Heber Drury (1873), Useful Plants of India, 2nd edi, William H. Allen & Co. London.
Dastur J.F., Useful Plants of India & Pakistan, 6th edi, D. B. Taraporevalia sons & Co. Ltd., Índia.
Davidson et al (1999), Davidson's Principles and Practice of Medicine, 18th edi, ed. Christophe Haslett, Edwin R. Chilvers, John A.A. Hunvers, Nicholas A. Boon, Illustrated by Robert Britton, Churchill Living Stone, Toronto.pp.815-16. Christophe Haslett, Edwin R. Chilvers, John A.A. Hunter, Nicholas A. Boon, ilustrado por Robert Britton, Churchill Living Stone, Toronto.pp.815-16.
Deva Raj Radhakanta (1967), Shabda Kalpadrum, 3rd edi, Chowkhamba Sanskrit Series, Varanasi.
Dhanvantari nighantu por Acharya Priyavrat Sharma, ano de reimpressão -2008, Varanasi, Chaukhambha Publication, Varanasi.
Dhiman Anil K. (2004), Medicinal Plants of Uttaranchal State, 1st edi, Chaukhambha Sanskrit Series, Varanasi.
Dutta A.C. (2007), Botany for degree students, 6th edi., Oxford university press, New Delhi.
Dwivedi Vishvanath (1966), Ayurved ki aushadhiya va unka vargikarana, Dravya vignaniya vivarana, 1st edi, Institute for Ayurvedic Studies and Research, Vadodara, parte III.
Indradev Tripathi, comentário em hindi de Vidyotini, Gada Nigraha, Vollume-2, Ano de reimpressão - 2005, Varanasi, Chaukhambha Publication.
Gaud Shankardatt (2002), Shankar Nighantu, reimpressão, Chaukhambha Vidyabhavana, Varanasi. pp. 262.
George Watt. (1972), Dictionary of Economic Product of India, 2nd reprint, Peridical expert, Delhi, Vol. III.
Gogte V.M., Ayurvediya Pharmacology & Therapeutic uses of Medicinal Plants (Dravyaguna Vignan). Trans. A equipa académica de Bhartiya Vidya Bhavan (SPARC), Mumbai, pp. 728.st
Golwala Aspi F. & Golwala Shahrukh A. (2005), Golwala Medicine for students, 21 edi, A. F. Golwala, Mumbai.
Gujaral M.C. & Khanna B.K.J., Sci. Ind. Res. 169, 11-1956.
Gunaratnamala, (2006), 1st edi, ed Dr. Kailashpati Pandey & Dr. Anugrah Narayansinh, Chaukhambha Sanskrit Series, Varanasi.
Gupt Gopinathji Bhishgratna (1948), Vaidyak Shabda Nidhi, 3rd edi, Unza Pharmacy.
Gupta Basantlal, (1928), Forest Flora of Chakrata, Dehraduna and Sahranpura, 3r edi, United Provinces, Govt. of India, Central Publication, Culcutta.
Haines H.H. (1916), Descriptive list of trees, shrubs and economic herbs of the southern

circle central provinces, Pioneer Press, Allahabad.
Handbook of Experimental Pharmacology By S. K Kulkarni, Reprint year 2005, Page - 125,128.
Harita Samhita (1985), 2nd edi. Guj. Tradução de Chhotalal Bhatt, Sastu Sahitya Vardhaka Karyalaya, Ahmedabad
Hill Albert F. (1952), Economic Botany, 2nd edi, Tata Mc Graw-Hill publishing company ltd., New Delhi.
Hole R.S. (1930), A Manual of Botany for Indian Forest Students, Reimpressão, Govt. of India, Culcutta.
Hooker J.D. (1879), Flora of British India, Londres, Vol. II.
Hridaya dipaka Nighantu e Siddhamantra (1977), com o comentário de Vopadeva, ed. Prof. P.V.Sharma, Chaukhamba Amarbharati Prakashan, Varanasi.
Jaiswal Mundeep (2007), A Comprative Pharmaceutico-Pharmaco Clinical Study of Shirisharishta prepared by Twaka and Sara Kashtha of Shirisha w.s.r. to it's Shwasahara effect, Dept. of R.S. & B.K., I.P.G.T. & R.A., Vadodara.
Joshi Harprasad bhaishankar (1952), Sankshipt Dravyaguna Vignana (Nighantu & Rasashastra), 1st edi, Pub. Harprasadbhi Joshi, Vadodara.
Kaidev Nighantu, (1979), 1st edi, ed & eng. Comentário. P.V. Sharma & Guruprasad Sharma, Chaukhambha Orientalia, Varanasi.
Kalasz H. e Bathori M. (1997), Present status and future perspectives of thin layer chromatography, LC-GC Int., Vol. 10, pp. 440-445.
Kanjilal & Das (1938), Flora of Assam, Govt. of Assam, Vol. II.
Kashyapa Samhita (2005), com o comentário em hindi "Vidyotini" de Srisatyapala Bhishagaratna, 10th edi, Chaukhambha Sanskrit Sansthan, Varanasi.
Khagram Rita et al (2004) A Comparative Study Of Kati Basti And Matra Basti In The Management Of Gridhrasi (Sciatica), Speciality Panchakarma, Dept. of Kayachikitsa, G.A.U., Vadodara].
Khandelwal K.R. (2006), Practical Pharmacognosy, 6th edi. Nirali Prakashan,
Khare C.P. Indian Herbal Remedies: Terapia ocidental racional, Ayurveda e outras utilizações tradicionais, botânica
Kirtikar & Basu (1918), Indian Medicinal Plants, 2nd edi., Pub. by Lalit Mohan Basu, Allahabad, Vol. I, pp. 818.
Kulkarni P.H., Shahida Ansari (2004), The Ayurvedic Plants, 1st edi, Sr. Satguru Publication.
Kumar P. (2000), Madhumeha roga par Shinshapa aur Bilva Patra ke prabhav ka tulnatmak adhyayana, departamento de D.G., Patna.
Kumari Anamika (2006), A Comparative study on the effect of some indigenous compound drug and Matra basti in the management of Gridhrasi (Sciatica), Dept. of Kaya Chikitsa, I.P.G.T. & R.A., Vadodara.
Lavate Nitin (2007), A Comprehensive Study of Anupa and Sadharana Deshastha Shitivaraka (*Celosiaargentea* Linn.) and through mootrala karma, Efeito Tamakashwasahara, Departamento de D.G., I.P.G.T. & R.A., Vadodara.
Madanpal Nighntu, (2004), Comentário em hindi Bhashatatva prkashini de Panchanana pandit, Khemraj Shrikrishnadas, Mumbai.
Madhava Dravya guna (1973), (Bhavaswabhava vada), 1st edi, ed Dr. P.V. Sharma, Chowkhamba Vidyabhawan, Varanasi.
Madhava Nidanam (2000), com o comentário em sânscrito "Madhukosha" de Shri Vijayarakshita e Shrikanthadatta e com o comentário em hindi "Vidyotini" de Shri Sudarshan Shastri, revisto e ed. Prof. Prof. Yadunandana Upadhyaya, 30th edi, Chukhambha Sankrit Sansthan, Parte I.
Majumdar Girija Prasanna (1927), Vanaspati-plants and plant life as in Indian treatises and traditions, Uni. of Culcutta.

Malik C.P. (1982), Annual Reviews of Plant Sciences, Kalyan Publishers, New Delhi, Vol. II.
Mishra Bavarilal (1986), Dravyaguna Hastamlak, 2nd edi, Publication Skim, Jaipur, Indor.
Nadkarni A.K. (1926), Indian Materia Medica, 3rd edi, Dhootpapeshwar Prakashan Ltd, Panvel, Vol. I, pp. 432.
Nandganonkar P. (1990), The management of Gridhrasi (Sciatica) with Sephalika Ghanavati, Dept. of Kaya Chikitsa, Ahmedabad.
Nighantu Vigyan (1940), Trans. por Pt. Jagnnath Sharma, Pub. Vishweshwar Dayaluji Maharaj, Baralokpur, Etava, pp. 121.
Nighantu Shesha (1968), 1st edi, Shri Vallabhagani's Commentary, ed Muniraja Sri Punyavijayaji, Lalbhai Dalpatbhai Bharatiya Sanskrit Vidyamandira, Ahmedabad.
Ojha, J.K. (2004), Handbok of Dravyaguna, 1st edi, Chaukhambha Sanskrit Series, Varanasi.
Paget G.E. e Barnes J.M. (1969), Evaluation of drug activities, pharmacometrics eds. Lawranle O.R. e Bacharch A.L; Vol. I. Imprensa académica, Nova Iorque.
Pandey Gyanendra (Reimpressão 2004), Dravyaguna Vijnana, Materia Medica - drogas vegetais, Academia Choukhamba Krishnadas, Varanasi. Vol. III , pp.467.
Patel Pragnesh et al (2005), A Comparative Study of Sira Vyadha and Agnikarma in the management of Gridhrasi w.s.r. to Sciatica, Dept. of Shalya, G.A.U., Vadodara.
Raja Nighantu, (2006), Hindi Commetary Dravyaguna prakashika pelo Dr. Indradev Tripathi, 5th edi, Academia Chaukhambha Krishnadas, Varanasi.
Raja Vallabha Nighantu.
Raval Nita (2003), Comparative Pharmacoclinical Study of Sadabahar (Lochnera rosea (L.), Recichb. & Lochnera alba with special reference to Uchha Raktachapa (Hypertension), Dept. of D.G., I.P.G.T. & R.A. Vadodara.
Sahi R.K. et al (2002), A Comparative Study of Agni Karma and Matra Basti in the management of Gridhrasi (Sciatica), Dept. of Shalya, G.A.U., Vadodara.
Sahu M et al (2002), A Critical Study on aetiopathgenesis of Gridhrasi and its management with Rasna Guggulu along with Shodhana Therapy, Speciality Vikriti Vigyana, Dept of Kaya Chikitsa and Panchakarma, G.A.U. Vadodara.
Satoskar R. S., Bhandarkar S.D., Nirmala N. Rege (2005), Pharmacology and Pharmacotherapeutics, 19th edi, Popular Prakashan, Pune.
Sena Vishwanatha et al (1666), Pathyapathya Vinischaya, CCRAS, Nova Deli, pp. 45-48.
Sharangdhar Samhita, (2000), Comentário. Dipika de Adhamalla e Gudhartha - Dipika de Kasiram, Reimpressão, ed. Pt. Pt. Parashuram Shastri Vidyasagar, Academia Chaukhamba Krishnadas, Varanasi.
Sharma P.V. (Reimpressão-2013), Classical uses of Medicinal Plants, Chaukhamba Visvabharati, Varanasi, pp.370.
Sharma P.V. (1977), Dravyaguan Vigyan, Vedic Audbhida dravyas evam Dravyaguna ka Itihas, 2nd edi, Chaukhambha Sanskrit Sansthana Varanasi, Parte II.
Sharma P.V. (1977), Dravyaguna Vigyana, 2nd edi, Chukhambha Sanskrit Sansthan, Varnasi, Parte IV.
Sharma P.V. (2003), Ayurveda Ka Vaigyanika Itihasa, 7th edi., Chaukhambha orientalia, Varanasi
Sharma P.V. (1981), Dravyaguna Vigyana, Nighantuo ke dravya, Parte 5, Khand II, pp. 323.
Sharma P.V. (2004), Priya Nighantu, com comentário Padmakhya em hindi, Chaukhamba Surbharati Prakashan, Varanasi, pp.28.
Shastri J.L.N. (2001), Ayurvedokta Aushadha Nirukta Mala, 1st edi, Chaukhambha Orientalia, Varanasi.

Shastri Keshavaram (1982), Vanaushadhi Kosha, Maharaja Sayajirav Vishvavidyalaya, Vadodara.
Shastry J.L.N. (2005), Illustrated Dravyaguna Vignana, 2nd edi, Chaukhambha Orientalia, Varanasi, Vol. II.
Shastry J.L.N. (2005), Dravyaguna Sutramala, 1st edi, Chaukhamba Orientalia, Varanasi.
Sinh Ramsushil (1983), Vanaushadhai Nidarshika (Ayurvedia Pharmacopoeia), 2nd edi, Uttar Pradesh Hindi Sansthan, Lukhnow, pp. 351.
Sodhala Nighantu (1978), 1st edi, ed. Prof. P.V. Sharma, Instituto Oriental, Baroda.
Sunil kumar K.N. (2006), Avaliação farmacognóstica de *Cinnamomum tamala* (Buch-Ham.) Nees e Eberm. (Tamalapatra) e algumas das suas espécies aliadas, I.A.M.P.S., G.A.U., Vadodara.
Sushrut Samhita (2005), com o comentário Nibandhasangraha de Shri Dalhanacharya e o Nyayachandrika panjika de Shri Gayadasacharya sobre Nidanasthana, 8th edi, ed. Vd. Jadavaji Trikamji Acharya & Narayanram Acharya "Kavyatirtha", Chaukhambha Orientalia, Varanasi.
Tha. Balvant Sinh (1977), Vanaushadhi Darshika, 2nd edi, Chaukhamba Amarbharti Prakashan, Varanasi.
Thakar Jaikrishna Indraji (1998), Vanaspati Shastra, 2nd edi, Pravin Pustak Bhandar, Rajkot.
Tortora Gerard et al (2003), Principles of Anatomy and Physiology, 10th edi, John Wiley & Sons, Inc. pp. 447,499-500, 504,778.
Trivedi Raghuvir Prasad (1975), Sandigdha Vanaushadhi Darshika, Vaidyanatha Ayurved Bhavan, pp. 148.
Trivedi Sudarshanlal Vaidya Shastri (1958), Nighntu Kalpadrum, 3rd edi, Pub. Bhargava Pustakalaya, Kashi, pp. 366.
Unial Mayaram (1995), Bihar ke adivasi evam Jadi-buttia, 1st edi. Vaidyanath Ayurved Shodh Sansthan, Bihar, pp.261.
Vadi Ankur (2007), A Pharmaco-therapeutic study to assess comaparative efficacy of Chakramarda and Gaumutrabhavit Chakramarda on Vicharchika, Dept. of D.G. I.P.G.T. & R.A., Vadodara.
Vaidya Bapalal (1977), Charaka, Sushruta, Vagbhatta ni Vanaspatio no Vivarana Saha Kosha, 1st edi, Harichanda Cheritable Trust.
Vaidya Bapalal (2002), Nighantu Adarsha, 3rd edi, Chauhambha Bharati Academy, Varanasi.
Vaidya Bhagvandash laitesh kashyap (Reimpressão 2000), Materia Medica of Ayurveda, 4th edi, Todarnanda Ayurveda Saukhyam, sr. no. 1, pp. 551.
Vangasena (2003), Hindi Comment. Kavivar Sr. Shaligramji Vaishya, Khemraj Krishnadas Prakashana, Mumbai.pp.372-376.
Vishvakarma Hiralal & Dwivedi Upendranath (1984), Atharva Chikitsa Vigyna, 1st edi, Chaukhamba Krishnadas Academy, Varanasi. pp. 75, 381, 386.
Weins, C. e Hauck, H (1996), Advances and Development in Thin Layer Chromatography, LC-GC Int. Vol. 9, pp. 710-717.
Wight Robert & Walker G.A., Prodromus Florae Peninsule India Orientalis, Parbury Allen & Co., Londres, Vol. I.
Winter C.A. Risleg. E.A. Nuss G.W. (1962), proc. Soc. Exp. Biol. III, pp. 544.
Yoga Ratnakara (1999), Vd. Lakshmipati Shastri, ed. Bhishagratna Bramhshankar Shastri, 7th edi. Chaukhambha Sanskrit Sansthan, Varanasi. pp. 511, 521-523.

SÍTIOS WEB

http://www.ingentaconnect.com
http://www.4.fao.org.

http://www.isp-online.com
http://www.medind.nic.in
http://www.ncbi.nlm.nih.gov.
http://www. wikipedia.com
http://Inflammation.htm
http://www.sciaticaclinic.com

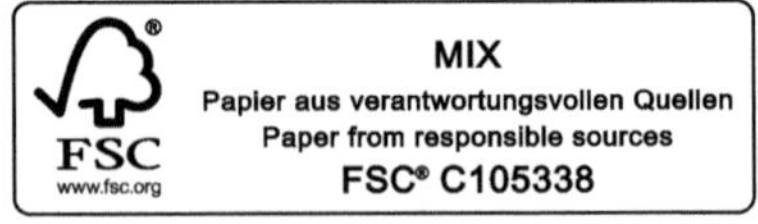

Printed by Books on Demand GmbH, Norderstedt / Germany